科学睡眠

有方法

徐亚辉 —— 主编

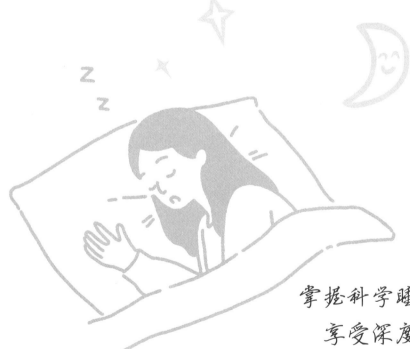

掌握科学睡眠方法
享受深度好睡眠

郑州大学出版社

图书在版编目（CIP）数据

科学睡眠有方法／徐亚辉主编． -- 郑州：郑州大学出版社，2024．3
（2024．9 重印）
ISBN 978-7-5773-0250-8

Ⅰ．①科… Ⅱ．①徐… Ⅲ．①睡眠 – 基本知识 Ⅳ．①R338.63

中国国家版本馆 CIP 数据核字（2024）第 059228 号

科学睡眠有方法

KEXUE SHUIMIAN YOU FANGFA

策划编辑	刘　莉	封面设计	王　微
责任编辑	刘　莉	版式设计	曾耀东
责任校对	董　珊	责任监制	李瑞卿

出版发行	郑州大学出版社	地　址	郑州市大学路 40 号（450052）
出版人	卢纪富	网　址	http://www.zzup.cn
经　销	全国新华书店	发行电话	0371-66966070
印　刷	河南大美印刷有限公司		
开　本	787 mm×1 092 mm　1／16		
印　张	8.75	字　数	173 千字
版　次	2024 年 3 月第 1 版	印　次	2024 年 9 月第 2 次印刷

书　号	ISBN 978-7-5773-0250-8	定　价	39.00 元

作者名单

主　审　张瑞岭　王传升

主　编　徐亚辉

副主编　徐鹏娇　于　帅

编　委　何益群　张晓洋　李　笑　孟　雪
　　　　王　韩　吴　方　闫灵钊　贺荣杰
　　　　郭亚楠　董　娇

前　言

　　近几年,随着健康意识的增强,人们对睡眠和睡眠健康的关注逐渐增加。茶余饭后、闲暇之时,人们会聊一下睡得怎么样。笔者在睡眠医学科门诊和病房工作多年,对此问题深有体会,身边的朋友也会时常为自己或朋友、家人、同事咨询睡不好了怎么办、镇静催眠药能不能吃等问题。另外,因睡眠问题来医院就诊的患者逐年增加,但有些患者在来医院之前,自行处理睡眠问题的时候,因为没有相关知识,走了不少弯路,浪费了时间和精力,更重要的是延误了病情,对治疗失去了信心。看着他们采用一些不恰当的方法或者服用不合适的药物,把原本简单的短期失眠拖延成难治性失眠,整个人没了精气神儿,笔者可惜之余更感自己的使命、责任之重。于是,笔者与自己团队的专业人员合作,编写了这本让患者和家属能看懂、会照着做的科普书——《科学睡眠有方法》。目的是让患者和家属掌握一些睡眠相关知识,在日常生活中养成有利于睡眠健康的好习惯,学会管理睡眠的技巧,在出现睡眠问题的时候能够科学应对,少走弯路,最大限度地减少负担。

　　本书从睡眠的概念和正常睡眠的生理状态入手,介绍了睡眠的生理作用、睡眠评估、参与睡眠调控的因素,以及常见的睡眠障碍(如失眠、发作性睡病、睡眠呼吸暂停低通气综合征、睡眠觉醒节律紊乱、不宁腿综合征、睡惊症等)、睡眠的管理、特殊人群(如儿童、青少年、围产期女性、老年人)的睡眠管理、常见的睡眠误区,有助于读者科学地管理睡眠,从而获得健康睡眠。

　　本书的编写,得到了笔者的老师、同仁的支持和帮助,在此一并表示感谢!此外,还要感谢河南省精神心理疾病临床医学研究中心、精神心理疾病防治河南省协同创新中心对本书的资助！

笔者在编写过程中虽然参考了很多书籍,查阅了很多资料,但鉴于笔者学识水平有限,书中可能有疏漏及错误之处。欢迎读者提出宝贵意见,以便后期修订本书。

新乡医学院第二附属医院　徐亚辉

2023 年冬

目 录

第一章 睡眠概述

第一节　睡眠的概念

　　白天精力、体力不足，困倦疲乏，眼睛困涩，但晚上睡不着，睡眠浅，易惊醒，睡着后噩梦连连，你是否也存在上述睡眠问题？据世界卫生组织统计，全球 27% 的人存在睡眠问题，即每 4 人中至少有 1 人"睡不好"。《2018 年中国睡眠指数报告》显示，68% 的人觉得睡眠时间不足，仅有 5.1% 的人夜晚处于"甜美睡眠"，0.9% 的人需要靠药物入睡，中国各类睡眠障碍人群高达 38.2%。然而在谈失眠之前，我们需要先了解什么是睡眠。

　　睡眠，一种与觉醒交替出现的功能状态，是人类的一项基本生理需求；一种在哺乳动物、鸟类、鱼类等生物中普遍存在的自然休息状态，甚至在无脊椎动物如果蝇中也有这种现象。睡眠的特征包括对外界刺激相对地失去感受能力，骨骼肌（呼吸运动的骨骼肌除外）松弛，血压稍降，心率变慢，代谢率降低，增强同化作用（生产细胞结构），以及降低异化作用水平（分解细胞结构）。人们睡觉时机体大多数的生理活动和反应进入抑制状态，处于一种低代谢状态，使各系统因白天高代谢产生的疲劳得以消除，精神和体力得到恢复，充足的睡眠有利于促进机体生长、记忆储存及机体免疫力提高，是健康不可或缺的组成成分。战国时期名医文挚对齐威王说："我的养生之道把睡眠放在头等位置，人和动物只有睡眠才能生长，睡眠帮助脾胃消化食物。所以睡眠是养生的第一大补，人一个晚上不睡觉，其损失一百天也难以恢复。"清代医家李渔曾指出："养生之诀，当以睡眠居先。睡能还精，睡能养气，睡能健脾益胃，睡能坚骨强筋。"现代研究发现，如果完全不让老鼠睡觉，两三周后，老鼠就死去了，这个杀伤力和禁食相当。睡觉和吃饭一样重要，并非虚言。因此，规律的睡眠是生存的前提，也是健康和生存的必需。

　　大多数人一生中的睡眠时间超过生命的 1/3。最初人们认为当人或动物处于一种静止不动的状态就是睡眠，这个定义显然是不确切的。当一个人躺着闭目养神的时候，你能说他是在睡眠吗？1972 年，法国的神经精神科医师 Christian Guilleminault 认为睡眠只是身体内部需要的反映,感官活动及身体的物理运动在睡眠时会停止,但若给予合适刺激便可使其醒来。而现代医学界则普遍认为睡眠是一种主动过程,是为恢复精力而做出合适的休息,由专责睡眠及觉醒的中枢神经管理。在睡眠时,人脑并没有停止工作,只是换了模式,使身体可以更有效储存所需的能量,并对精神和体力做出补充。也就是说,在睡眠的时候,人的大脑没有停止工作,睡眠时机体的功能呈现一系列显著的变化。

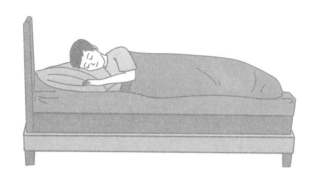

第二节　正常睡眠的生理状态

睡眠时脑功能的状态并非一成不变,而是呈现井然有序的周期性变化。随着脑电记录技术的发展,1875 年,英国生理学家 Richard Caton 第一次从家兔和猴的大脑上记录到电活动,德国精神病学家 H. Berger 在 1929 年收集并记录到了人类脑电波在睡眠和觉醒时的差异,创造了"脑电图"一词,首先命名了 α 波和 β 波,并将 EEG 作为脑电图的缩写,由此人们开始了客观认识睡眠的过程。1937 年,Loomis 等开始研究人类睡眠脑电模式和睡眠阶段。1939 年,Davis 等研究人类睡眠期间脑电的性质。随着多导睡眠监测技术的发展,人们采用脑电图和其他传感器根据脑电频率和振幅的不同,将睡眠分为明确的几个阶段。1968 年,Rechtschaffen 和 Kales 制定了成年人睡眠分期评判,首次发布了对睡眠进行分期的正式规则。而在 2007 年,《美国睡眠医学会睡眠及其相关事件判读手册:规则、术语和技术规范》发布。自 2007 年以来,大多数睡眠研究中心使用该手册中睡眠及其相关事件的术语和判读规则。

根据《美国睡眠医学会睡眠及其相关事件判读手册:规则、术语和技术规范》的规定,健康成年人的睡眠过程分为 3 个阶段,即清醒期、快速眼动睡眠期和非快速眼动睡眠期。而非快速眼动睡眠期又分为非快速眼动睡眠 1 期、非快速眼动睡眠 2 期和非快速眼动睡眠3期。在睡眠过程中,非快速眼动睡眠期与快速眼动睡眠期交替出现,前者占睡眠时间的75%~80%,后者占睡眠时间的20%~25%。

快速眼动睡眠,又称为异相睡眠,也有人把它叫作积极睡眠,因眼球快速转动而得名。早在20世纪50年代,尤金·阿瑟瑞斯在观察儿童睡眠的脑电变化时发现,在睡眠过程中有一段时间脑电活动很特殊,看起来不像是睡眠脑电图,倒像是处于清醒状态。在这段时间里,脑电波频率变快,δ波明显减少,有θ波及α波出现,但不规则,振幅变低,同时还表现出心率加快、血压升高、肌肉松弛、阴茎勃起,最奇怪的是眼球不停地左右摆动。为此他把这一阶段的睡眠称为快速眼动睡眠。在此期,人体全身肌肉放松(因此有人会打鼾),但会出现弥散而频繁的肌肉抽动,以面部和手部为多;婴儿在这个阶段会常有微笑、皱眉等动作。此期与幼儿神经系统的成熟和建立新的突触联系密切有关,因而能促进学习与记忆及精力恢复。但此期易醒,由于呼吸、脉搏加快,醒后有的人会觉得累。若在此期被唤醒,74%~95%的人将诉说正在做梦,但在被唤醒的人中仅7%能回忆起梦中的情景。

非快速眼动睡眠,又称为正相睡眠、慢波睡眠、同步睡眠、安静睡眠,可分为1~3期。下图是经典的睡眠分期图。

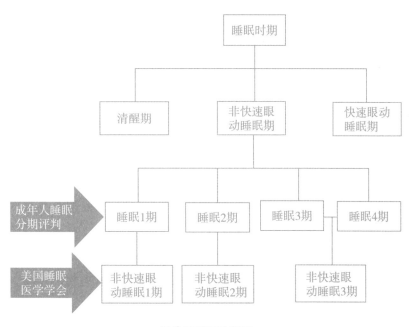

经典的睡眠分期图

大家是不是在上面的图中看到非快速眼动睡眠期分为4期?那是因为1968年Rechtschaffen和Kales建立的分期把非快速眼动睡眠期分成4期,而2007年美国睡眠医学会制定的新标准则把成年人睡眠分期评判标准里面的睡眠 3、4 期两个以慢波为主要特色(仅程度不同)的分期予以合并。通常,我们把非快速眼动睡眠 1、2 期称为浅睡期,把非快速眼动睡眠 3、4 期称为深睡期,又称为慢波睡眠。在非快速眼动睡眠阶段,视、听、嗅、触等感觉,骨骼肌反射,循环、呼吸、交感神经活动等均随睡眠的加深而降低,因而非快速眼动睡眠有利于恢复体力和促进生长发育。这也就是为什么人们睡眠不足或者剧烈运动后会感觉自己睡得更香。

第三节　睡眠的生理作用

睡眠是人体最基本的生理需求,规律、充足的睡眠有助于保存能量,促进代谢产物排出,增强机体免疫力,促进生长,消除疲劳,恢复精力和体力,缓解压力,延缓衰老,调节激素分泌及血糖代谢,同时在情绪调节、记忆加工等高级认知方面也有着不可代替的作用。相反,睡眠不足或者发生睡眠障碍进而产生失眠则容易导致记忆力减退、注意力下降、机体免疫力下降、情绪消沉及其他心理和生理障碍。当今,随着生活节奏的加快和心理压力的增大,睡眠问题成为困扰人类身心健康的重大问题。为了引起人们对睡眠重要性和睡眠质量的关注,2001 年国际精神卫生和神经科学基金会主办的全球睡眠和健康计划发起了一项全球性的活动——将每年的 3 月 21 日定为"世界睡眠日"。2003 年中国睡眠研究会正式将世界睡眠日引入我国。2023 年世界睡眠日的中国主题是"良好睡眠,健康之源",这在"后疫情时代"的当下别具意义。

(一)保存能量

睡眠时全身基础代谢率降低,能量消耗减少,同时睡眠时人体合成代谢超过分解代谢,使各组织消耗能量得到补充,为消除疲劳、恢复体力提供能量。这一种说法就是和动物需要冬眠的道理一样。在远古时期,原始人因为生活资源匮乏,每天都在为温饱而艰难地挣扎着,所以除了每天要去尽可能地获得更多的食物外,还要想办法节省自身的能量消耗,让自己及部落能够得到更多延续的机会。于是,睡眠在此时的作用是为了降低基础代谢率,使能量得以保存。

中医认为,人只有进入深睡眠的时候,才会生发阳气以补充身体所需的能量。"阳气尽则卧,阴气尽则寤"。《黄帝内经·灵枢·口问》指出:阳气尽而阴气盛,则目瞑;阴气尽而阳气盛,则寤矣。所谓阳气尽、阴气盛,是指人在劳动、活动等过程中,散失了阳气,消耗了能量,出现了疲劳,逐渐使大脑处于抑制状态,就会进入睡眠阶段。而所谓阴气尽、阳气盛,是指经过充足的睡眠,疲劳已经消除,身体能量得到恢复,大脑由抑制状态转入兴奋状态,人渐渐从睡梦中醒来,再开始新的活动。

快速眼动睡眠和非快速眼动睡眠还伴随着机体各系统生理功能发生一系列显著变化。非快速眼动睡眠在功能上与机体合成代谢关系密切,表现为血压下降,心率变慢,呼吸频率降低,垂体搏动性释放生长激素;而快速眼动睡眠则激活一些生理功能,血压、心率和呼吸变得不规则,脑和自主神经系统的功能处于激活状态,伴随丰富的梦境、眼球的快速扫视运动,但躯体肌肉运动却受到主动抑制。这两种睡眠呈现不同的生理功能,整夜有规律地交错进行着,在睡眠医学上被称为睡眠循环。两种睡眠循环进行,使负性能量在睡眠中得以释放,保证身心健康。这样人的身心系统才能每天顺畅运作,身体能量得以调节和恢复。

睡眠的能量保存作用对于新生儿来说尤其重要。相对于成年人的体表面积来说,这些小生命的体表面积小,他们只能通过睡觉的办法来保存能量。随着他们的长大,感觉运动系统逐渐成熟,他们会从觉醒状态下的活动中获益匪浅,那时他们需要的睡眠时间就相应减少。

要想在睡眠中恢复能量,就要掌握科学的睡眠时间。中医讲究睡子午觉,顺应自然规律变化睡眠,平衡人体阴阳,延缓衰老,抗击病原,增强人体免疫力。那什么是子午觉呢? 就是子时与午时都应该睡觉。子时是晚上 11 时至次日凌晨 1 时,此时阴气最盛;午时是上午 11 时至下午 1 时,此时阳气最盛。子时和午时都是阴阳大会之时、水火交泰之际,称为合阴。尤其子时,是一天中阴气最重的时候。这个时候休息,最能养阴,睡眠效果最好。阴主静,所以夜间应长眠。

那长眠究竟是多长? 是不是越长越好呢? 答案为不是。不同的年龄对睡眠的需求不同,简而言之就是适量,如儿童需要睡 9 ~ 11 小时,青少年为 8 ~ 11 小时,成年人为 7 ~ 9 小时,老年人为 7 ~ 8 小时。

(二)促进代谢产物排出

充足的睡眠对维持代谢稳态至关重要。睡眠是大脑自行清理的时间,可以让大脑清除清醒时产生的有毒物质和代谢废物。虽然人的大脑仅有 1.36 千克左右(约占体重的 2%),但是却消耗了人体 20% ~ 25% 的能量。如此大的能量消耗,其代谢产生的废物不在少数。大脑的清理系统叫作胶质淋巴系统。胶质淋巴系统是一套复杂的网络,遍布于大脑内,其中的脑脊液会带走大脑产生的无用蛋白——淀粉样蛋白及其他废物。若不能及时清理,这些蛋白就会逐渐积累并产生毒性。这个清理废物的过程就在睡觉的时候进行。睡眠时,脑细胞会收缩到原来体积的60%,从而开放许多空间。这时候脑脊液在大脑中的流速比清醒时快2倍。这种流动可以把大脑深部的代谢废物清除干净。

由于大脑中淋巴系统不够发达,组织间隙便担当了大脑的"清道夫"。在觉醒期,细胞产生的代谢废物会积聚在细胞间液;而在睡眠时,脑脊液会沿着动脉周隙流入脑组织,与脑内组织间液不停交换,并将细胞间液体的代谢废物带至静脉间隙,随即排出大脑。也就是说,日间脑内代谢产物不断积聚,睡眠时大脑可高效清除代谢产物,从而恢复活力。睡眠中流过组织间隙的脑脊液显著增加,这使得大脑清除代谢产物的效率提高。β-淀粉样蛋白就是其中的一个代谢产物。研究表明,这种蛋白会在人清醒的时候堆积,并且它的堆积与阿尔茨海默病的发展有相关性;还有一种神经元和神经胶质细胞活动的代谢物——腺苷,大脑的腺苷浓度在清醒时增加,在睡眠缺乏时累积增多,而一旦人体进入睡眠状态则快速减少,甚至即使是在长时间的失眠中小憩一会儿其浓度也能快速降低。研究人员利用磁共振成像等技术观测被试者睡眠时的脑部活动,结果发现,当人睡着时,大脑的神经元会安静下来,随后血液会从脑部流出,脑脊液随即流入,并且有节律地帮助冲洗大脑。

因此,有研究者认为睡眠的修复作用可能是由于睡眠使大脑转换到一个有利于清除清醒时神经活动所产生代谢产物的状态。但是进一步考虑,也可能是由于清醒时狭窄的组织间隙堆积了过多的代谢产物,迫使人进入睡眠状态,从而清除掉那些代谢产物并且为再一次醒来做好准备,这是一种必要的、自发的、无限循环的大脑状态更替。

(三)增强机体免疫力

免疫系统是机体执行免疫应答及免疫功能的重要系统,具有识别和排除抗原性异物、与机体其他系统相互协调、共同维持机体内环境稳定和生理平衡的功能。睡眠和免疫力是双向联系的,免疫系统的激活会影响睡眠,而睡眠反过来又会影响免疫系统。

研究表明,正常的免疫反应需要适当的睡眠。睡眠在维持机体正常免疫功能中发挥重要作用。在睡眠时体内产生免疫活性物质,睡眠减少会使免疫监视细胞数量减少,即睡眠不足会导致人体抵抗外来侵袭、维护体内环境稳定的能力下降。睡眠障碍可造成机体免疫防御机制损伤,增加机体对病原体的易感性。睡眠不足、睡眠质量差等可引起机体防御系统损伤,进而增加人体对病原体的易感性。与睡眠不良者相比,在疾病过程中有较好的睡眠者更容易恢复健康。

快速眼动睡眠对大脑起着某种修复功能,包括存在于大脑内的一系列免疫相关组织细胞。睡眠时人体的免疫系统能够得到某种程度上的修复和提升,体内具有免疫功能的细胞及其产生的免疫活性物质增加,产生抗体的能力也同时增加。当外源性有害物质入侵人体时,这些具有免疫功能的细胞和物质即可引发一系列免疫反应来清除病原体,对机体起到免疫防御和免疫修复的作用。在睡眠过程中,身体中大多数细胞分裂达到高峰。研究表明,睡眠质量好的人体内 T 淋巴细胞和 B 淋巴细胞的水平明显高于睡眠质量差的人,而 T 淋巴细胞和 B 淋巴细胞是免疫系统的"主力军",其水平高低直接影响着人体抵抗病毒、细菌的能力。长期缺乏睡眠会引起免疫抑制,影响内分泌系统,对多种身体功能造成破坏。早期流行病学调查显示,昼夜轮班作业的工人,由于睡眠紊乱,呼吸道感染的发病率明显增加;机体产生抗流感病毒特异性抗体的能力明显受到抑制。另有睡眠与疫苗接种结果的研究,试验组(睡眠不足的参与者)被限制在每夜 4 小时的睡眠时间(接种流感疫苗前 4 夜和后 2 夜),与对照组(保持正常睡眠时间约 8 小时的参与者)相比,接种疫苗后 10 天的抗体产生大约减少 50%。在一项睡眠剥夺的研究中,健康的成年人被随机安排在接种甲型肝炎疫苗后的晚上完全被剥夺睡眠或在接种疫苗后的晚上能够正常睡眠。4 周后,那些被允许睡觉的人相对于整晚保持清醒的参与者来说,他们的抗体滴度高出近 2 倍。此外,昼夜节律紊乱的夜班工人无论其是什么职业,都处于新型冠状病毒感染的高风险中。以上证据表明,睡眠不佳和睡眠剥夺的人的免疫功能会受到影响。更严重的是,一旦睡眠质量不高,细胞就可能在分裂过程中发生基因突变而成为癌细胞。因此,保证良好的睡眠质量,不但可以预防癌症的发生,而且可以提高身体的抵抗力。例如,2021 年"世界睡眠日"的主题为"良好免疫源于优质睡眠",目的是提醒人们关注睡眠对免疫力的作用,睡眠过多及睡眠不足都会对免疫功能产生影响,只有良好规律的睡眠才是维持稳定的免疫状态的保证。

(四)促进生长

睡眠作为一种生命活动过程在人类生活中占据非常重要的地位,是人体的重要生理需要,尤其对于处于生长发育快速期的婴幼儿及儿童来说,睡眠是促进生长发育的重要生理过程。婴幼儿时期是生长发育最迅速的时期,良好的睡眠状况是保证其正常发育的重要因素,其不仅具有保障机体复原的作用,而且有调控体格生长与行为发育的功能。睡眠如有问题,将严重影响婴幼儿体格生长和神经系统发育,导致生长发育迟缓,也会影响婴幼儿情绪及行为产生,改变亲子关系,引发儿童及家庭各种心理问题。

研究表明,睡眠会影响生长激素特定的分泌节律。生长激素分泌的高峰期一般为夜间 10 时至次日凌晨 1 时,生长激素的分泌对婴儿身长的生长发育有着至关重要的作用,因此婴儿期是儿童睡眠觉醒模式昼夜节律发展形成的关键期。婴儿期睡眠觉醒模式的组织和固化是儿童整个睡眠发育进程的重要起点,早期良好的睡眠行为模式是儿童近远期睡眠质量的基础保障。1 个 2 岁的儿童在睡眠中花去的时间大约有 9 500 小时(相当于 13 个月),而清醒时间的总和只有 8 000 小时。在 2 ~ 5 岁,儿童睡眠与清醒的时间逐步相当。到了学龄期,睡眠仍然占据儿童每天 40% 的时间。同时为了使婴儿有良好的生长发育,还要提高婴儿的睡眠质量。父母要了解培养良好睡眠习惯的重要性,从婴儿期开始培养孩子良好的睡眠习惯,使其建立起规律和稳定的睡眠昼夜节律。

睡眠可以为儿童提供生长发育所需的各类激素,故睡眠障碍导致的睡眠时间减少可能会影响儿童体内正常的激素水平,进而影响儿童体格生长发育。相关研究表明,对于学龄前儿童来说,睡眠时间缩短可能通过影响食欲、体力活动和/或体温调节来影响体格生长发育,是肥胖的相关和前瞻性因素。睡眠时间<10 小时的儿童,出现肥胖的可能性是睡眠时间≥10 小时儿童的 1.19 ~ 2.25 倍。此外,儿童期的睡眠时间可能会产生长期后果,因为一项前瞻性出生队列研究显示,5 ~ 11 岁儿童的睡眠时间较短与成年期较高的体重指数(BMI)相关。

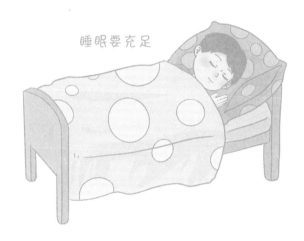

(五)消除疲劳、恢复精力和体力

睡眠是消除体力疲劳最主要的方法,人在睡眠中释放出的大量生长激素能促进体内蛋白质的代谢,从而促进体内组织的生长和修复。此外,睡眠还能消除精神疲劳,这是近年来人们在研究短睡眠者时发现的。研究者曾将每晚只睡 4 小时的短睡眠者与每晚要睡 8 ~ 9 小时的长睡眠者进行比较,结果发现,短睡眠者和长睡眠者在生理上没有什么差异,他们的身高、体重、智力都是相同的,但他们的心理状态却有很大区别——长睡眠者总是忧心忡忡,而短睡眠者却极为乐观。研究者认为消除体力疲劳主要发生在睡眠初期的慢波睡眠即从瞌睡、浅睡到深睡这段时间及深睡以后的慢波睡眠,短睡眠者和长睡眠者几乎以同等的比例经历了慢波睡眠。而消除精神疲劳主要发生在深睡以后的快速眼动睡眠。由于长睡眠者比短睡眠者有过多的忧虑,他们需要消除精神疲劳的时间比短睡眠者长。

(六)缓解压力

充足的睡眠、均衡的饮食和适当的运动是国际社会公认的 3 项健康标准。但在当今社会,随着生活节奏的加快和心理压力的增加,睡眠问题成为困扰人类身心健康的重大问题。大家在面对压力的时候,除了想方设法解决问题来缓解压力外,拥有良好的睡眠对于缓解压力也有一定的帮助。因为良好的睡眠可以缓冲压力与负性情绪的关系,对于压力的调节有促进作用。

(七)延缓衰老

睡眠是维持生命所必需的生理过程,以一系列行为事件为特征,如特定的姿势(卧睡)和对外界刺激(声音或温度)反应的减弱,而这些行为是一种快速的可逆状态。衰老是一个渐进性过程,随着损伤或疾病风险的增加,健康个体可逐渐变为不健康个体,并最终死亡。快节奏、高速度的紧张生活,使人缺乏保质保量的睡眠,中、青年睡眠不足及老年人易失眠是普遍现象。一项调查研究表明,每晚平均睡 7 ~ 8 小时的人寿命最长,而睡眠时间不到 4 小时者死亡率是前者的 2 倍,且日间睡眠效果只有夜间睡眠效果的 26%。所以长期夜班工作者睡眠不足,生物钟被打乱,会加速衰老。衰老也会导致睡眠障碍,老年人普遍存在睡眠觉醒周期异常,尤其是睡眠时间、睡眠质量和不同睡眠期所占比例可随年龄的增长而发生变化,如睡眠片段化、早醒、慢波睡眠减少等。约 50% 以上的老年人存在睡眠障碍,包括入睡困难、睡眠时间减少、睡眠时相提前、睡眠呼吸紊乱、失眠、不宁腿综合征或周期性腿动等。

中医养生学认为,"劳则气耗",意思是长期过度的劳累、疲乏可使人体精气大量消耗。精气是人体生命活动的基础,人的四肢、九窍和内脏的活动及人的精神、思维、意识都是以精气为源泉和动力的。因此,尽管人体衰老的因素很多,表现复杂,但都伴随着精气的变化。要想正气存于内,即精气不虚,就必须消除疲劳,而消除疲劳最好的方法就是良好的睡眠。

（八）调节激素分泌及血糖代谢

褪黑素是生物体内普遍存在的一种吲哚类激素，在人体内主要由松果体分泌，它调节着昼夜节律、睡眠、内分泌、免疫、抗衰老等多种重要的生理功能。皮质醇是由肾上腺皮质分泌的一种神经激素，是体内重要的应激激素。褪黑素和皮质醇呈昼夜分泌节律性。正常情况下，血液中褪黑素的浓度主要受外界光线强度的影响。在白天由于光线强，大脑松果体分泌褪黑素受到抑制，使得白天血液中褪黑素浓度维持在较低水平；傍晚，随着外界光线强度降低，松果体分泌褪黑素逐渐增加，到凌晨2—3时达峰值，以后逐渐下降。而皮质醇的昼夜分泌节律与褪黑素相反，即白天分泌多而夜间分泌少。两种激素的昼夜节律变化具有多种生理功能，如调节人体正常睡眠觉醒周期。越来越多的证据表明，补充外源性褪黑素能够改善失眠患者的睡眠。

目前大量研究提示，每晚睡眠不足6小时会增加2型糖尿病的患病风险。睡眠时间不足也影响着2型糖尿病患者的血糖控制。一项针对161名2型糖尿病患者睡眠质量的调查表明，每晚睡眠时间减少3小时会导致糖尿病患者糖化血红蛋白水平升高1.1%。与健康人相比，1型糖尿病患者前半夜的慢波睡眠有所减少，整夜的恢复性睡眠时间也明显减少。血糖剧烈波动会影响1型糖尿病患者的入睡、睡眠质量和睡眠结构，而睡眠异常又会导致患者活动能力下降、摄食行为改变等，这就有可能造成1型糖尿病患者血糖、血脂代谢进一步恶化。睡眠时间过长也会影响血糖控制，一项横断面研究发现，睡眠时间与2型糖尿病患者的血糖控制呈现U形曲线关系，这提示保持适宜的睡眠时间有利于2型糖尿病患者血糖的良好控制。

（九）调节情绪

睡眠剥夺会影响认知（注意力和记忆力）、心理活动、感觉运动（平衡）、心情水平（易怒、烦躁、心神不安）等不同层次的功能。其中，情绪受到睡眠的影响比认知、感觉运动更明显。少睡会使人易怒、嗜睡、笨拙，这些特征还能相互影响，甚至发展为心理病态学。有关情绪与睡眠质量关系的研究表明，负性情绪和睡眠质量是一种双向关系，即负性情绪降低睡眠质量，睡眠不良继而导致情绪低落，从而使睡眠问题出现恶性循环。例如，睡眠被剥夺不仅影响白天的快乐，而且预示着心理健康、情绪反应、负性情绪适应、情绪性失调的发展。没有足够的正常睡眠，负性刺激的负性反应被提高，且正性刺激的正性反应被抑制。

研究表明，梦具有调节情绪的功能。睡觉前观看一部紧张的电影，情绪性的波动能够影响做梦和梦的内容。梦的内容包括一系列的图像、想法、情感和感觉。梦的情绪特征引出一个问题:梦的内容是否调节或者适应情绪?有人猜测梦是大脑组合记忆和经验情绪的一系列处理。做梦出现在快速眼动睡眠期,有研究表明快速眼动睡眠提高了情绪性处理任务,推论出梦的内容随着睡眠阶段或者睡眠时间的变化而变化,生动的、有情绪的梦多出现在快速眼动睡眠期。

(十)增强记忆

早在公元 1 世纪,罗马伟大的修辞学家昆提利安就注意到了睡眠的作用,他在《演讲术》中写下这样的话:经历一段时间后,最初无法复述的内容反而能够轻易地出现在脑海中,很多人认为睡眠导致了遗忘,它却可以加固我们的记忆。

最早的实验性研究证实了睡眠有益于记忆的形成及巩固,这可以追溯到 1924 年,表明了睡眠对正常遗忘衰减曲线的保护作用,睡眠的特殊阶段对记忆的稳定性显示出极关键的作用。一项对于间隔相同休息时间的两组被试研究表明,其间经历睡眠的被试组学习水平的提高要显著高于一直保持清醒的被试组。

目前,公认的观点认为记忆形成于日间的实践活动,而记忆的巩固是需要睡眠来完成的。睡眠参与了"记忆痕迹"的转化,即在睡眠时短时记忆碎片被再次激活、分析,并逐渐组合,融为长时记忆。因此,良好的睡眠有助于学习记忆内容的巩固。记忆巩固阶段受到情绪唤起的影响。睡眠主要是由快速眼动睡眠和非快速眼动睡眠两阶段组成。快速眼动睡眠的特点是激活与情绪有关的大脑区域(如杏仁核、海马体),以及抑制胺类神经传导物质(包括去甲肾上腺素和 5−羟色胺)。在快速眼动睡眠期,边缘系统的活动明显增加,对先前的情绪记忆起到支持作用,并对其进行再激活和处理。

记忆可按类型和阶段进行分类。按类型分为陈述性记忆(以事实为基础的意识获得的记忆,包括情景和语义记忆)与非陈述性记忆(习惯、行为和技巧的程序性记忆,包括程序性、内隐性、非联想和条件性记忆)。记忆阶段包括获得/编码、贮存和巩固、保持、再现,甚至删除。不同类型的记忆的巩固方式是不同的。非陈述性记忆相比于清醒状态睡眠状态下的记忆巩固,可以有效地延长记忆保存的时间,使记忆变得更稳固,受其他相关信息干扰较少。早在 1 个世纪以前,科学家就发现睡眠有助于陈述性记忆的巩固。艾宾浩斯早期发现当他正常睡眠时,前两天学习的内容基本上没有忘记。随后,进一步研究发现特定的睡眠阶段对于陈述性记忆的巩固有着非常重要的作用,例如,对记忆的处理主要是发生在慢波睡眠(慢波睡眠)时期。而慢波睡眠之所以能够作用于睡眠的记忆巩固,在于这个阶段有慢振荡活动,它被认为是决定陈述性记忆睡眠巩固的决定性因素。

第四节 睡眠评估

睡眠评估在睡眠疾病的诊断和治疗方面有很重要的地位,分为客观评估和主观评估两类。客观评估的方法有多导睡眠监测、体动记录仪等,多导睡眠监测可用于睡眠相关疾病的临床诊断和疗效评价,目前已经成为睡眠医学临床和科研领域最常用的核心技术。被检者需要到专业医疗机构进行监测。一些常见的睡眠疾病,如发作性睡病、睡眠呼吸暂停低通气综合征等需要进行客观的多导睡眠监测来评估。

主观的评估方法主要为睡眠量表评估,即利用量表对睡眠状况进行评估,结合自己的表现或者感受选择合适的答案,不同的答案代表不同的得分,通过最终的总分评估睡眠状况。例如,失眠等多采用主观的量表对失眠的严重程度、治疗效果等进行评估。下面就重点介绍一下睡眠的主观评估。

(一)睡眠日记

填写睡眠日记可以引导人们注意一些容易被忽视的行为,并且能够帮助人们识别睡眠时间和不良的睡眠卫生。睡眠日记比较直观、容易使用,而且可以对睡眠行为反复准确地进行抽样记录,从长远角度看,可以增加测量可靠性。记录内容包括日常入睡时间及起床时间、是否服用酒精和咖啡因、是否使用镇静催眠药、疲劳程度,以及思睡的情况等。这些数据可以反映患者未提及的睡眠行为模式和睡眠行为的变化。在初诊前填写2周的睡眠日记,也能够作为一个基础水平来判断患者对治疗的反应。此外,利用体动记录仪监测睡眠时,应同时常规填写睡眠日记。睡眠日记的格式不一,图形格式能够方便医师从大堆数据中快速检查和理解患者的行为模式,填表型或问题型格式所提供的信息更准确。

(二)晨起睡眠问卷

晨起睡眠问卷用于对夜间睡眠进行主观评估,在夜间多导睡眠监测结束后的早晨填写,有助于发现夜间睡眠主观评估与客观评估的差异。问卷内容包括主观入睡潜伏期、主观总睡眠时间、觉醒次数及时间,并对睡眠质量、精力恢复情况、警觉水平、注意力进行等级评估,还可通过计算睡眠知觉(主观总睡眠时间/客观总睡眠时间×100%),判断感知觉问题。有研究显示,失眠患者的睡眠感知觉低于正常对照。

(三)失眠评估量表

失眠评估量表主要是对睡眠质量进行评估,以此判断患者失眠的严重程度及治疗效果。目前常用的有失眠严重程度指数量表(insomnia severity index,ISI)、匹兹堡睡眠质量指数(Pittsburgh sleep quality index,PSQI)量表、阿森斯失眠量表(Athens insomnia scale,AIS)、利兹睡眠评估问卷(Leeds sleep evaluation questionnaire,LSEQ)、理查兹-坎贝尔睡眠量表(Richards Campbell sleep questionnaire,RCSQ)等。下面介绍一下常用的 3 种量表。

1. 失眠严重程度指数量表

此量表用于评估失眠的严重程度、治疗效果等,评估最近 2 周的睡眠情况。包含 7 个条目,每项评分均分为 0 ~ 4 分 5 个等级,每项评分相加即总分。总分为 0 ~ 28 分。0 ~ 7 分表示无临床意义的失眠。8 ~ 14 分表示亚临床失眠。15 ~ 21 分表示临床失眠(中度)。22 ~ 28 分表示临床失眠(重度)。

2. 匹兹堡睡眠质量指数量表

此量表是经过验证和使用最广泛的睡眠障碍评估量表之一,广泛用于精神疾病、躯体疾病伴发的睡眠障碍、原发性失眠等,主要用来评估器质性或非器质性睡眠障碍患者最近 1 个月的睡眠质量。该量表分为 7 个成分,即睡眠质量、入睡时间、睡眠时间、睡眠效率、睡眠障碍、催眠药物、日间功能障碍。每个成分按 0 ~ 3 分计分,累计各成分得分得出总分。总分为 0 ~ 21 分,总分≥8 分者提示睡眠质量差,总分越高,表示睡眠质量越差。

3. 阿森斯失眠量表

此量表主要用于自我评定睡眠质量,评估最近 1 周的睡眠情况。总分为 0 ~ 24 分,总分越高,表示睡眠质量越差。总分在 0 ~ 3 分表示无失眠,4 ~ 6 分表示可疑失眠,>6 分表示失眠,需要寻求治疗。

(四)思睡评估标准

日间思睡程度调查表测定的是受试者的主观思睡倾向,但结果的可信程度较客观方法差。其主要包括以下量表。

1. 艾普沃斯嗜睡量表

艾普沃斯嗜睡量表(Epworth sleepiness scale,ESS)是 1991 年由澳大利亚墨尔本市的 Murray Johns 医师在艾普沃斯(Epworth)医院首创,从行为学角度对睡眠进行分级,让受试者在不同环境下对"打瞌睡"的欲望进行自我评价,评估受试者在不同的社会环境和更长的时期内的嗜睡可能性。该量表包含8个条目,每项评分均分为0分(从不打瞌睡)、1分(轻度可能打瞌睡)、2分(中度可能打瞌睡)、3分(很可能打瞌睡)。各条目得分累加即ESS总分。总分为0~24分。总分在0~6分,表示正常;7~10分,表示瞌睡;11~15分,表示过度瞌睡;16分及以上,表示有危险性的瞌睡。ESS的特别之处在于受试者不用解释自己的内心状态,只要求对自己的行为做出判断。其具有简单性和简短性,但难以反映一些短期的睡眠变化,因而在评估昼夜节律及其障碍对嗜睡的影响方面作用不大。

2. 斯坦福嗜睡量表

斯坦福嗜睡量表是由Hoddes和Zarcone在1972年研究并发表,通过询问受试者的自身感受进行评定,得出嗜睡评分,评分范围为1~7分。评分越高,嗜睡程度越严重。斯坦福嗜睡量表被用于日间多次睡眠潜伏期试验每次小睡检查前的嗜睡程度调查。斯坦福嗜睡量表没有正常值,不能用于不同受试者之间嗜睡程度的比较,但可在短时间内重复使用,主要用于同一受试者不同时间内的嗜睡程度比较。其优点为简短和可重复使用。

(五)快速眼动睡眠行为障碍筛查量表

快速眼动睡眠行为障碍筛查量表(REM sleep behavior disorder screening questionnaire,RBDSQ)用于对快速眼动睡眠行为障碍高危个体的筛查,包括关于梦境、动作、神经系统疾病等的13个条目,涉及快速眼动睡眠行为障碍的典型症状或表现。该量表有英文版、德文版及日文版。

(六)睡眠呼吸暂停低通气综合征问卷

该问卷用于对可疑患有睡眠呼吸暂停低通气综合征的人群进行评估。主要是通过自身及床伴观察到的症状进行评估,从而判断患睡眠呼吸暂停低通气综合征的风险。其主要包括以下问卷。

1. STOP问卷

此问卷包含以下4个问题。①S(snoring):您打鼾声音大吗(比谈话声音更大或者关上门都能听得到)? ②T(tired):白天,您常常感到疲倦、劳累或想睡吗? ③O(obstructive sleep apnea):有人观察到您在睡眠过程中有停止呼吸的现象吗? ④P(blood pressure):您患有高血压或正在进行高血压的治疗吗? 各项均以"是"或"否"回答,"是"计1分,"否"计0分,总分在0~4分。总分≥2分表示存在睡眠呼吸暂停低通气综合征的高风险,<

2 分者为低风险。

2. STOP-BANG 问卷

此问卷在 STOP 问卷的基础上增加了 4 个问题。①B(body mass index, BMI):体重指数是否大于 30 kg/m²? ②A(age):年龄是否大于 50 岁? ③N(neck circumference):颈围是否大于 40 cm? ④G(gender):性别是否为男性? 计分同 STOP 问卷,总分>3 分表示存在睡眠呼吸暂停低通气综合征高风险。

3. Berlin 睡眠质量评估问卷

此问卷是 1996 年在德国柏林(Berlin)召开的睡眠基础护理治疗大会的成果,是国际上较广泛应用的睡眠呼吸暂停低通气综合征定性诊断工具。问卷针对睡眠呼吸暂停低通气综合征的主要症状设计问题,包括 3 组共 11 个问题,涉及打鼾、日间思睡、高血压及肥胖 3 个评估维度,每组分别进行分值计算后评定阴性和阳性。如果 3 组中有 2 组或者多于 2 组阳性,则认为该患者发生呼吸暂停的风险很高(高危组)。如果 3 组中仅有 1 组阳性或者没有阳性,则认为该患者发生呼吸暂停的风险很低(低危组)。

(七)不宁腿综合征量表

不宁腿综合征(restless legs syndrome, RLS)量表是 2003 年 Allen 等人基于国际不宁腿综合征研究组(IRLSSG)制定的一个由 4 个症状组成的最低诊断标准进行设计的,包括 4 个问题:①腿部或手臂是否有不舒服或不愉快的感觉(如疼痛、瘙痒、烧灼感、疲劳、麻木、虫爬感等)? ②腿部或手臂是否有强烈的想活动的欲望,以缓解不适感(如行走、踢腿、按摩等),或无不适感,仅仅有想活动的欲望? ③该症状是否仅在休息、安静或睡觉时发生,活动后可以部分或完全缓解? ④该症状是否在傍晚或夜间加重,或是只发生在晚上? 受试者对每个问题进行"是"或"否"的回答,如有上述症状,要及时咨询专业医务工作者。另外,IRLSSG 还制定了一个 10 分的评定量表来评估不宁腿综合征的严重程度,主要用于临床诊断、评估药物治疗效果。

(八)帕金森病睡眠评估量表

此量表是由 15 项相关问题组成,主要针对帕金森病患者总体睡眠质量、失眠症状(入睡困难和睡眠维持困难)、运动症状、周期性肢体运动障碍和不宁腿综合征、噩梦、幻觉、白天过度思睡等问题进行评分,每一项问题的主评分均为 0 分(症状极严重且持续)至 10 分(无症状)。该量表可较全面地评价帕金森病患者所特有的睡眠障碍,其重复性良好,在国外的帕金森病患者中证实有较强的可信度和敏感度。

第五节　参与睡眠调控的因素

睡眠,从广义上说,是一种静止不动的行为状态;从狭义上说,是一种自发的、可逆的并保持一定姿势的行为。睡眠过程中伴随主观意识的下降,对外界刺激反应迟缓。哺乳动物睡眠的定义还需要几个额外的标准,例如,可以很快地转入清醒(不同于休眠)及脑电图的特征改变。睡眠作为一种似乎冻结所有肢体活动并且使个体面临防御低下的状态,在进化上仍然被保留下来,这足以说明睡眠对于许多物种来说是最重要和最基本的生理活动。

人类对于睡眠的兴趣和研究由来已久,从理论上讲,人类进入文明之始便是睡眠医学起源之日。在国外,关于睡眠的传说大多见于经书之中,在圣经、佛经、古兰经中都可以看到有关睡眠的一些故事。在学术界,以亚里士多德、希波克拉底、弗洛伊德、巴甫洛夫为代表的科学家、思想家,对睡眠及相关问题都进行过深入探讨。而现代睡眠医学真正作为一门学科起源于欧洲,兴起于20世纪50年代的美国。研究者从生理学、心理学、文化学、比较生物学乃至航天医学多角度研究睡眠,取得了相当大的进展和成就,先后提出了内抑制扩散学说、睡眠中枢学说和睡眠物质学说三大学说,奠定了现代医学有关睡眠机制的基础。目前有关睡眠的研究主要集中在睡眠中枢和相关物质的研究上。研究发现,虽然昼夜节律具有显著的内源性特征,但其同时也受到外源性因素的影响和调控,如运动、光照、饮食、某些化学药物等因素均可以影响昼夜节律的表达,不同程度地参与睡眠调控。

(一)内源性因素

1. 神经递质

(1)单胺类神经递质:有关神经递质对睡眠的调控的研究多有报道,其中单胺类神经递质对睡眠的调控报道居多,包括去甲肾上腺素、多巴胺和5-羟色胺。

蓝斑是位于双侧脑桥前背侧、第四脑室外侧的神经核团,其神经元具有大量分支的轴突,允许在整个大脑中广泛投射和释放去甲肾上腺素,包括海马、杏仁核、丘脑、新皮质等区域,均是中枢神经系统去甲肾上腺素的主要来源。去甲肾上腺素前体物质为酪氨酸,酪氨酸转化为多巴胺后,经多巴胺-β-羟化酶的作用生成去甲肾上腺素。去甲肾上腺素对脑的大多部位具有兴奋性作用,从而加强觉醒状态。动物实验显示损毁去甲肾上腺素上行背束导致慢波睡眠增加;中脑去甲肾上腺素神经元受损,则动物睡眠时间增加而清醒状态缩短。对在清醒和睡眠状态下去甲肾上腺素水平的研究表明,去甲肾上腺素水平在清醒状态时高,在非快速眼动睡眠和快速眼动睡眠时低。

1958 年诺贝尔奖获得者、瑞典科学家 A. Carlesson 首次提出多巴胺是一种重要的脑内神经递质这一概念,迄今已有 60 年余,现已得到一致公认。多巴胺是去甲肾上腺素的前体物质,为下丘脑和垂体中的关键神经递质,中枢神经系统中神经末梢都广泛分布多巴胺能神经元。早期的研究并不重视多巴胺系统在睡眠调节中的作用,但与其有关的疾病(如帕金森综合征等)均存在严重的睡眠障碍,脑区多巴胺的水平也随睡眠节律发生一定变化。目前大量的研究已经证明多巴胺能神经元参与了睡眠觉醒的调控。人类中枢多巴胺通路有黑质-纹状体系统、中脑-边缘系统、中脑-皮质系统和下丘脑结节-漏斗系统,前 3 条通路参与调节与觉醒相关的行为,如运动、认知、奖赏、饮食等。黑质、中脑腹侧背盖区及纹状体、苍白球等基底节神经核的多巴胺系统接受来自脑干、下丘脑、基底前脑等睡眠觉醒调节核团的神经支配,且黑质、中脑腹侧背盖区与睡眠觉醒相关神经系统交织成相互作用的神经网络,因而多巴胺神经系统功能异常所致疾病常伴有严重的睡眠障碍。在分子水平上,多巴胺系统参与睡眠调节的证据不断增多。脑内普遍存在的多巴胺受体可以分为 D_1 类和 D_2 类,D_1 类受体包括 D_1 和 D_5 受体,D_2 类受体包括 D_2S、D_2L、D_3 和 D_4 受体。D_1 受体和 D_2 受体在中枢神经系统分布广泛,数量占有绝对优势。药理研究发现,选择性 D_1 受体拮抗剂 SCH23390 作用于兔和猴子能产生镇静作用。D_2 受体拮抗剂氟哌啶醇可以增加非快速眼动和脑电图低频率区域能谱强度。这些结果都表明,多巴胺及其受体在睡眠的机制中可能发挥重要的作用。

1955 年 Brodie 和其同事首次发现在 5-羟色胺消耗的同时能产生镇静或类似睡眠的状态,尽管此发现面临巨大的未知数,但它首次提出了 5-羟色胺与睡眠之间的可能联系,并引起了睡眠学家对此的关注。目前众多研究已证实 5-羟色胺是可以调节多种生理反应的一种抑制性神经递质,其由色氨酸通过色氨酸羟化酶的作用生成 5-羟色胺酸,再经脱羧酶的作用而生成。有关 5-羟色胺调节睡眠觉醒周期的研究表明,失眠患者脑内5-羟色胺水平相对下降,表明脑内 5-羟色胺水平不足以兴奋睡眠中枢,打破了大脑神经递质活动的平衡,从而导致脑内睡眠启动障碍,这可能是失眠的发病机制之一。此外,电生理、微透析等技术都很有力地证明了在觉醒的情况下,5-羟色胺神经元放电增加,同时细胞外 5-羟色胺水平也增加,隔断 5-羟色胺神经元会出现诱导睡眠,同时激活 5-羟色胺神经元诱导的觉醒。在觉醒状态下,大鼠视前区细胞外 5-羟色胺水平高于慢波睡眠和异相睡眠时,在大鼠刚刚入睡时 5-羟色胺水平增加,而在接下来的睡眠时间又降低。其原因主要是含有 5-羟色胺神经元的中缝背核被证明是和觉醒相关的非常重要的核团。

(2)氨基酸类神经递质:γ-氨基丁酸是脑内主要的抑制性氨基酸类神经递质,对神经元的活动及相互联系具有抑制性调控作用。γ-氨基丁酸作为促进睡眠的最主要神经递质,广泛分布于中枢神经系统,是中枢神经系统主要的抑制性神经递质。在包括人类在内的哺乳动物中,γ-氨基丁酸主要是由腹外侧视前核神经元释放,抑制下丘脑外侧区神经元,从而抑制神经肽食欲素/下丘脑分泌素的释放,而神经肽食欲素对觉醒具有促进作用,所以神经肽食欲素的释放减少后睡眠增加。近年来与此相关的研究证明,γ-氨基丁酸水平随睡眠觉醒周期的变化而变化,睡眠状态下脑组织γ-氨基丁酸水平较清醒时升高15%。失眠是一种神经兴奋/抑制功能失衡导致的临床疾病,因此γ-氨基丁酸的异常与失眠的发生关系密切。

2. 激素

在参与睡眠调控的激素中,人们最熟知的是褪黑素。褪黑素是一种由松果体分泌的在体内广泛分布的吲哚类脂溶性激素,由色氨酸在松果体内经羟化和脱羧转化为5-羟色胺后,与乙酰辅酶 A 酶作用转化成 N-乙酰-5-羟色胺,然后在5-羟吲哚-O-甲基转移酶作用下合成。褪黑素有广泛的生物学功能,其中之一是参与调节睡眠觉醒周期。褪黑素的分泌主要是由外界光线控制,通过连接视网膜和松果体的多突触神经通路,即下丘脑的视交叉前核、上胸段脊髓的节前神经元和颈上神经节的节后交感纤维来完成。在人类,褪黑素的昼夜分泌节律与睡眠习惯是同步的。褪黑素对睡眠有改善作用,能缩短睡前觉醒时间和入睡时间,改善睡眠质量,睡眠中觉醒次数明显减少,浅睡阶段缩短,深睡阶段延长,次日早晨唤醒阈值下降,且有较强的调整时差功能。

两性之间的一个重要的生理差异,尤其是在生育年龄,是性激素(睾酮、雌激素和孕酮)水平的差异。研究表明,失眠症和抑郁症患病率的性别差异从青春期开始出现的,似乎与女孩第一次月经的时间一致。这表明,女性性激素可能部分解释了睡眠问题在性别流行程度上的差异。

生长激素作为一种生长发育必需的重要代谢激素,在体内呈脉冲式分泌。主要的脉冲分泌发生在入睡后不久,与首次慢波睡眠有关,睡眠改变可使脉冲减弱。剥夺睡眠觉醒周期可抑制其释放,但药物刺激延长慢波睡眠可使其释放增多。

3. 一氧化氮

一氧化氮是一种内源性脂溶性生物活性物质,在机体中广泛存在,可快速扩散透过生物膜进行信息传递。1998 年,Furchgott、Ignarro 和 Murad 3 位科学家由于发现一氧化氮是一种可以传递信息的气体,荣获诺贝尔医学或生理学奖。近年来的研究发现了一氧化氮更多的生理功能,其中之一是参与机体对睡眠觉醒的调节。与一氧化氮生成有关的关键酶——一氧化碳合酶(NOS),在中枢神经系统内具有广泛的分布。研究发现,与睡眠有关的部位如前脑基底部、中脑、脑桥被盖、中缝核等均有高密度的 NOS,说明这些部位均可产生一氧化氮,由此推测内源性一氧化氮可能与睡眠觉醒周期的调控有关。

4. 腺苷

腺苷是人体内重要的生物化学物质,由腺嘌呤的 N-9 与 D-核糖的 C-1 通过 β 糖苷键连接而成。其磷酸酯为腺苷酸。腺苷在外周是一种免疫抑制剂,而在中枢神经系统内,是被公认的内源性促睡眠因子。腺苷作为大脑的能量消耗产物,大脑细胞外腺苷的水平变化与睡眠觉醒活动相一致:清醒时,脑内代谢率高,神经元活动及代谢增加,细胞外腺苷水平升高;相反,睡眠时代谢率降低,细胞外腺苷水平亦降低。因此,腺苷充当自我平衡睡眠的神经化学信号和大脑能量恢复的调节器。

5. 大麻素

大麻素系统是体内广泛存在的一种内源性信号传递系统,其主要成分包括受体 CB1 和 CB2,配体是花生四烯酸乙醇胺和 2-花生四烯酸甘油及其合成、降解酶类。

越来越多的研究表明,大麻素可对机体产生调控睡眠等多种生物学效应:在脑干和基底节前的胆碱能神经元有 CB1 受体表达,CB1 受体与花生四烯酸乙醇胺的结合可以激活这些胆碱能神经元,激活的胆碱能神经元释放大量的乙酰胆碱,从而促进睡眠形成,这个激活同时将触发丘脑神经元的活动。另有研究表明,从脑干和基底节前到丘脑的投射是睡眠调节重要的组成部分。

(二)外源性因素

1. 运动

体育锻炼尤其是有氧运动锻炼与睡眠是通过多种生理、心理过程相互作用的。有氧运动是指有规律、有节奏的大肌肉运动,能增强心血管系统供氧,增加骨骼肌摄氧量,被认为是改善健康人群所有年龄组睡眠的有效非药物方法。有氧运动包括健身操、跳绳、太极拳、八段锦、五禽戏、慢跑、乒乓球等。有氧运动使个体大脑充分放松,个体情绪得到稳定,使人更易产生睡意。在睡眠质量参数方面,有氧运动锻炼 6 个月后,总睡眠时长、睡眠效率均显著增加,睡眠潜伏期显著缩短;慢性原发性失眠症患者在有氧运动训练 6 个月后,与有氧运动训练前相比,睡眠开始后的清醒时间和快速眼动睡眠潜伏期明显缩短。研究表明,不同的运动强度对睡眠的影响是不同的,低强度至中等强度的有氧运动锻炼对睡眠有小到中等的有益影响。有氧运动对睡眠改善的影响可以通过多种途径来解释,包括免疫功能、体温调节、血管效应、心理状态、昼夜褪黑激素节律和内分泌系统的相互作用。

2. 光照

光照对人类的睡眠觉醒周期有重大的调节作用,主要机制是影响位于下丘脑控制昼夜节律的视交叉上核及光刺激抑制松果体褪黑素的分泌。睡眠觉醒周期是昼夜节律行为的典型表现,具有活动与休息交替的特征间隔,并以近似 24 小时昼夜周期反复出现。光照是影响睡眠的重要因素之一,因为它会影响生物钟,生物钟是人体的内部时钟,调节人们感到疲倦或清醒的时间。光照还独立于昼夜节律系统,直接影响睡眠的神经途径。光照作用时间对昼夜节律和睡眠质量变化的方向及幅度均影响显著。夜晚光照刺激是影响昼夜节律和睡眠质量指标变化最主要的因素,主要导致昼夜节律的推迟和睡眠质量的下降。清晨光照对于提升睡眠质量有一定积极效应。

3. 饮食

《黄帝内经》早就提出了"食饮有节"的养生原则,饮食有节有益于人体健康,饮食偏嗜则会导致脏腑气血失衡,从而导致疾病的发生。在睡眠方面,食物和睡眠也是相互联系的。三餐是否规律与睡眠质量相关,其中吃早餐的频率与睡眠质量、睡眠时长、用药助眠风险均存在关联。1 周吃早餐的天数越多,睡眠时长相对越少,睡眠质量越好,用药助眠的风险越低;而吃夜宵频率越高,睡眠时长越短,因为睡前吃太多会导致消化不良,感觉不适,影响睡眠。荤素是否均衡也与睡眠相关,荤素均衡有助于提高睡眠质量。高脂肪、高热量食物摄入量高,嗜盐,过多地食用方便面这类油炸食物,均不利于睡眠,而水果、蔬菜、牛奶、鸡蛋的摄入则有助于提高睡眠质量。

4. 药物

有些药物可以用来治疗失眠,但有些药物的不良反应可能对睡眠产生不同程度的影响,导致睡眠障碍。如 α 受体阻滞剂、β 受体阻滞剂、部分抗癫痫药物、麻醉药物、平喘药物等,会对睡眠的不同阶段造成影响,不同程度地影响睡眠质量。α 受体阻滞剂会减少睡眠周期的最后阶段,即快速动眼睡眠阶段。β 受体阻滞剂可能会导致做噩梦和半夜频繁醒来。抗癫痫药物左乙拉西坦可以提高睡眠效率和减少觉醒,但会破坏快速眼动睡眠和慢波睡眠,容易引起睡眠障碍和日间嗜睡。麻醉药物如七氟醚可能促使患者术后发生睡眠紊乱,导致术后睡眠节律破坏,睡眠总时间缩短和睡眠质量下降。部分全身麻醉药物可能是导致术后发生睡眠障碍的原因之一。平喘药物中含有茶碱及麻黄碱,会兴奋大脑皮质和皮质下中枢,从而导致患者失眠多梦及激动不安。

5. 环境

温度、湿度、二氧化碳浓度、噪声等环境因素对于舒适度乃至睡眠也起着举足轻重的作用。温度主要影响慢波睡眠与快速眼动睡眠,维持体温调节的效率,对促进睡眠起着重要作用。人在睡眠与清醒两种状态下,体感舒适的温度存在差异。室内二氧化碳浓度、室内空气质量与睡眠潜伏时长呈显著正相关。室内二氧化碳浓度越低、空气质量越高时,深度睡眠占比越高,入睡时间越短,越容易入睡和起床,睡眠质量总体满意度越高。因此,增加卧室通风,降低卧室二氧化碳浓度,提升卧室空气质量,对改善睡眠质量有积极影响。

6.年龄

年龄增加与睡眠质量下降存在直接关系。年龄对睡眠进程及睡眠结构的影响,主要是年龄越大,总睡眠时间越少,觉醒增加,睡眠呈片段性,浅睡眠增多,深睡眠、快波睡眠减少,睡眠不良事件发生增多,使用催眠药增多等。

第二章 常见的睡眠障碍

第一节　失眠障碍

失眠障碍是一种即使有适当的睡眠机会和适宜的睡眠环境,仍然对睡眠时间或睡眠质量感到不满足,并且影响日间社会功能的主观体验。失眠是失眠障碍的临床表现形式,失眠按病程不同分为短期失眠(病程<3 个月)和慢性失眠(病程≥3 个月)。随着国民生活节奏的不断加快及工作压力的增加,睡眠时间主动或被动压缩,使失眠发生率急剧上升,失眠已然成为人们日常生活中面临的主要难题之一。

【案例】小徐 5 年前开始出现夜眠差、入睡困难,晚上睡觉时躺在床上翻来覆去,需要 3~4 小时才能睡着,且多梦,睡眠浅,一有声响即醒来,再次入睡仍然困难,睡眠时间短,一夜仅睡 3~4 小时,早醒。白天头部发紧,浑身不适,多次去各医院门诊就诊,效果不满意。2 年前病情加重,严重时彻夜不眠,白天乏力,没劲儿,精神不佳,记性差,心情不佳,烦躁,饮食差,严重影响白天的工作、生活,多次因工作失误被领导批评,痛苦不堪。小徐在家人带领下到医院寻求医生帮助,被诊断为"失眠障碍"。经过一段时间的规范治疗,小徐的睡眠改善,入睡时间缩短,躺在床上十几分钟就能睡着,睡眠时间延长,能连续睡 7~8 小时,做梦减少,白天精神饱满、状态好,工作得心应手,得到了领导的称赞。

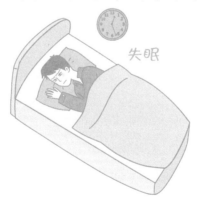

世界卫生组织对 14 个国家 15 个地区的 25 916 名在基层医院就诊的患者进行了调查,发现 27% 的人有睡眠问题。美国的失眠发生率高达 32% ~ 50%,英国为 10% ~ 14%,日本为 20%,法国为 30%,中国在 30% 以上,50% 的中国学生存在睡眠不足。《2021 中国睡眠指数报告》显示,目前中国有超过 3 亿人存在睡眠障碍,2020 年中国人平均睡眠时长仅 6.69 小时,相比较于 2013 年平均减少了 2 小时,且深睡的人群占比不足 24.9%,对比 2019 年下降了 3.1%。受新型冠状病毒感染疫情影响,中国人深睡时长比疫情前整体缩减 0.04 小时,平均深睡时长仅为 1.79 小时。其中,58.5% 的中国人认为自己睡得浅,深睡远不够达标。失眠可发生在任何年龄、任何性别,且发生率随着年龄增长而增加,尤其是女性和老年人。

(一)危害

从短期来看,没睡好会让人感到疲劳、情绪不稳、注意力难以集中,直接影响次日的工作、学习;从长远来看,长期失眠会对人的身心健康造成不可逆的影响,增加罹患各种疾病的风险。

长期失眠的潜在危害,包括但不限于以下几点。

1. 损害心理健康

很多人过度关注失眠本身,反而忽视了伴发的心理问题。统计显示,中国慢性失眠患者中约有 50% 同时患有 1 种或 1 种以上的精神障碍;被失眠问题困扰的人中,31.7% 被诊断为抑郁症;长期失眠的人最少罹患 1 种精神障碍的概率是普通人的 5 倍。

失眠是焦虑症最突出的早期症状,同时也是抑郁症最普遍的症状,70.0% ~ 84.7% 的抑郁症患者伴有失眠。失眠和抑郁症、焦虑症是相辅相成的,睡眠不足可能引发或加重抑郁、焦虑症状,而抑郁、焦虑反过来又会令人更加难以入睡,造成恶性循环。

2. 导致免疫力下降

研究证实,睡眠质量与免疫力水平呈正相关。人一生中有 1/3 的时间在睡眠中度过,只有睡好觉,身体才能进行自我修复、构筑免疫防线。如果经常睡不好,身体免疫力下降,人更容易生病,也有可能导致原有疾病复发和/或加剧。

3. 增加癌症的发病风险

"熬夜致癌"并非危言耸听。越来越多的研究表明,熬夜会扰乱生物钟,导致人体内分泌紊乱,是一种致癌因素。其中最容易诱发的是乳腺癌、前列腺癌和甲状腺癌这几类与体内激素水平变化关系密切的癌症。早在 2007 年,世界卫生组织就已经把"熬夜倒班"归为 2A 类致癌因素,与高温油炸食品同属一类。

4.诱发心血管疾病

这几年白领熬夜猝死事件频发,让无数"打工人"心有余悸。研究发现,每晚睡眠不足 6 小时,持续 1 周就会导致体内 700 多个基因发生改变。即使一晚睡眠不足,也会对人体产生危害。长期睡眠不足的人更容易诱发高血压、冠心病、心肌梗死等心血管疾病,且早亡风险比睡眠充足的人增加 2 倍。

5.损害认知功能

"熬夜会让人变傻",这是真的。长期睡眠不足,大脑得不到有效休息和清理,会引起认知、记忆功能减退,损害人的注意力、记忆力、思维推理能力和身体的运动协调能力,导致学习效率变低、工作能力变差,并可能增加阿尔茨海默病的患病风险。

6.容易引起肥胖

也许你努力减肥,却被熬夜拖了后腿。统计显示,每天睡眠少于 6 小时的人,比每天睡 7~9 小时的人更有可能成为肥胖者。因为睡眠不足会影响人体内的激素水平,导致身体不断发出饥饿信号,增加人的饥饿感,促使食欲增加,刺激身体渴望高脂肪、高碳水化合物的念头。

7.加速皮肤衰老

熬夜不仅令人变胖,还会让人变丑。良好的睡眠有助于皮肤细胞的修复,让皮肤保持光滑和弹性。睡眠不足时,身体会释放更多的应激激素——皮质醇。皮质醇含量过高会激发出体内炎症,从而分解皮肤中的胶原蛋白,加速皮肤的衰老,导致皮肤暗淡,出现皱纹,还会带来黑眼圈。

8.影响青少年生长发育

生长激素的分泌量与睡眠成正比。生长激素能有效促进人体骨骼、肌肉及各器官的发育。青少年长期失眠,会导致发育不良、个子太矮、神经衰弱、精神不集中、智力低下等。

综上所述,长期失眠的负面影响会波及身体的每个角落,对人的身心健康造成各种影响。

(二)原因

引发失眠的原因多而复杂,常见的原因如下。

1.环境因素

环境改变是最常见的引起失眠的原因,如离开原来熟悉的居所、睡眠环境过于嘈杂、光线过强、温度或湿度不合适、床铺不舒服等,均有可能引起失眠。此外,工作加班、倒夜班、飞机倒时差等情况,会导致昼夜节律紊乱,机体的生物钟被打乱,从而引起失眠。

2. 生理因素

过度饥饿/饱食、过度疲劳/兴奋都可以引起失眠。老年人由于松果体老化,褪黑素分泌减少,致使睡眠能力减弱。也有一些中青年因内分泌紊乱、褪黑素分泌缺乏导致失眠。

3. 心理因素

生活和工作中的各种不愉快的经历,造成个体紧张、焦虑等应激反应时也会表现出失眠。

4. 其他原因

精神疾病、疼痛等患者常伴有不同程度的失眠。除疾病因素之外,导致失眠的因素还有不恰当饮用含酒精、含咖啡因、茶等兴奋性饮料,以及服用某些药物(如抗癌药物、激素类药物等)。

(三)临床表现

失眠的主要表现为睡眠起始困难和/或睡眠维持困难,具体有以下几个方面。

1. 入睡困难

辗转反侧难以入睡,入睡时间较平时推后半小时甚至更长时间。

2. 睡眠浅,易做梦

自我感觉睡觉不踏实,整晚都是迷迷糊糊、似睡非睡的,闭上眼睛就做梦,一个接一个,且稍有动静就醒来,甚至经常做噩梦,在梦中惊醒后紧张、出汗,睡眠效率降低。

3. 早醒

一觉醒来发现才睡 2~3 小时,又或者离清晨还有 2 小时或更早时就醒了,且无法再入睡,总睡眠时间缩短。

4. 睡眠质量差

睡眠质量下降,睡眠浅、多梦,睡眠后无恢复感。

5. 影响日间功能

晨起后感觉头晕、精神不振、嗜睡、有气无力等。

(四)干预措施

每个人失眠的情况有重有轻,并不是所有失眠都需要治疗。一般来说,亲人离去、出差倒时差、失恋、失业等由外部情境引发的情境性失眠只是暂时的,当外部危机和压力消失或者个体逐渐适应以后,就会渐渐恢复正常睡眠。如果只是偶尔一两晚没睡好,能自行调节过来的,并不需要过度担心。但如果自己无法调整,因为睡不着而影响第二天学习、工作和生活,或者造成失眠的时间超过 2 周,甚至长达 1 个月时,就应看医生了。要在医疗机构排除患病的可能性,如睡眠呼吸暂停低通气综合征、发作性睡病、甲状腺功能减退症、焦虑、抑郁等疾病,排除了患病导致的失眠,则需要接受专业治疗。

失眠的干预措施主要包括非药物治疗和药物治疗。

1.非药物治疗

在非药物治疗中,认知行为治疗是目前治疗失眠的首选方式。当出现轻度失眠的时候,首先要积极改变睡眠环境和不良睡眠习惯。失眠认知行为治疗的起效速度虽不及药物治疗,但优势在于能从整体上缓解入睡困难,增加总睡眠时间,提升睡眠效率,改善睡眠质量,对老年失眠亦有治疗效果,并可以长期维持疗效。非药物治疗主要包括以下几项。

(1)睡眠卫生教育:主要是帮助失眠患者认识不良睡眠习惯和错误睡眠认知在失眠发生和发展中起到的作用,引导患者了解和学习正确的睡眠知识,从而建立良好的睡眠习惯。

良好的睡眠卫生包括:①保证充足的睡眠,给自己足够的时间睡觉(至少连续 7 小时)。避免熬夜,保持睡眠节律很重要,制定睡眠时间表。②上床睡觉,然后在每天同一时间(不管是周末还是工作日)醒来。③形成一个睡眠时间安排规律,在睡觉之前做一些放松活动,如洗热水澡或听一些轻松的音乐。④营造良好的睡眠环境,让卧室保持低光线、凉爽、安静,最大限度减少干扰睡眠的因素(如噪声、宠物、变应原等)。⑤床只用来睡觉,避免其他活动,如看电视、读书或听音乐。只有当自己累了才去睡觉。如果在 20 ~ 30 分钟内无法入睡,起床到卧室外做些放松活动,待感觉累了再返回到床上睡觉。当难以入睡时,避免盯着闹钟。⑥每日锻炼至少 30 分钟。有规律的体育锻炼可提升夜间睡眠质量,下午体育锻炼是帮助睡眠的最佳时间,睡前 2 ~ 3 小时避免剧烈运动。⑦睡前避免长时间使用电子产品(智能手机、平板电脑、台式电脑)和避免超过 60 分钟的明亮灯光。⑧睡前至少 6 小时不要小睡,大睡要放在夜间,午睡要严格控制在 1 小时以内,且不要在下午 3 时后睡觉。⑨睡前不要吃太多,如果饿了,吃点小点心会有帮助。避免食用可能导致胃不舒服的食物,如含过多脂肪、辛辣或油炸食品。高蛋白、高纤维、低脂肪和低碳水化合物的食物更容易促进睡眠。⑩睡前不要喝太多的水和饮料,避免睡眠中间小便。晚上不要摄入尼古丁和酒精。酒精或许会使人感到昏昏欲睡,但它会扰乱人的睡眠,导致梦魇增多,难以深睡。此外,吸烟和饮酒也可能加重打鼾和导致睡眠呼吸暂停的发生。⑪避免在下午和晚上摄入咖啡因(咖啡、软饮料、茶、巧克力、能量饮料),因为咖啡因的效果可以持续8小时以上。⑫准备睡觉时让宠物离开房间,因为宠物容易打扰人的睡眠。⑬避免服用可能干扰睡眠的药物。

(2)放松训练:应激、紧张和焦虑是诱发失眠的常见因素,放松训练可以缓解这些因素带来的不良效应,降低睡眠时的警觉性及减少夜间觉醒。

训练初期应在专业人员指导下进行。训练内容包括渐进性肌肉放松、指导性想象、腹式呼吸训练等。

渐进性肌肉放松是通过全身主要肌肉收缩-放松的反复交替训练,使人体验到紧张和放松的不同感觉,从而更好地认识紧张反应,并对此进行放松,最后达到身心放松的目的。在逐渐放松身体的每一块肌肉时,专注于自己的身体,放松部位顺序一般是先上后下,再先左后右,同时需要先里后外、先慢后快,逐步放松身体各部位的肌肉。

指导性想象是想象一个让人放松、宁静的画面,如前文提到的海滩,去体会当自己放慢呼吸时听到海浪声、海鸥的叫声,微风拂面的感觉,明媚的阳光透过眼睑,脚踩在沙子里的感觉和沙子的温度。海浪轻轻拍打的韵律就像在催眠,让人越来越放松。

腹式呼吸训练可以帮助人进入一种比较深沉的放松状态。无论是坐着、躺着还是站着,我们都可以进行腹式呼吸。这里我们先从最简单的躺着开始。仰卧在床上面,闭上眼睛,手臂和肩膀放松,两侧膝关节弯曲,一只手轻轻地放在腹部,另外一只手放在胸部,然后开始调整呼吸,缓缓从鼻子吸气扩张腹部,这时候我们可以感到腹部的手随之上升,而胸部的手几乎不动,吸气过程保持3~5秒,然后停顿1~2秒;慢慢收缩腹部,开始用嘴吐气,呼气过程保持5~8秒,再停顿1~2秒,开始下一次呼吸。呼吸时尽量匀速,放松大脑,专注感受腹部的收缩和扩张。

(3)认知疗法:失眠障碍患者常对失眠本身感到恐惧,过分关注失眠的不良后果,常在临近睡眠时感到紧张,担心睡不好。这种焦虑情绪会使失眠症状进一步恶化,失眠的加重又反过来影响患者的情绪,陷入恶性循环。可以尝试以下做法:①保持合理的睡眠预期,不要把所有的问题都归咎于失眠;②保持自然入睡,避免过度主观的入睡意图(强行要求自己入睡);③不要过分关注睡眠,不因为一晚没睡好就产生挫败感,培养对失眠影响的耐受程度。因此,帮助失眠障碍患者正确认识失眠,减少对失眠的焦虑情绪,是缓解失眠的重要方式。

（4）刺激控制疗法：目的在于建立床和睡眠之间的条件反射，消除由于卧床后迟迟不能入睡而产生的床与觉醒、焦虑等不良后果之间的消极联系，使患者易于入睡，重建睡眠觉醒的生物钟。具体做法：①只在有睡意时才上床；②如果卧床20分钟不能入睡，应起床离开卧室，可从事一些简单活动，等有睡意时再返回卧室睡觉；③不要在床上做与睡眠无关的活动，如进食、看电视、听音乐、思考复杂问题等；④不管何时入睡，应保持规律的起床时间；⑤避免日间小睡。

（5）睡眠限制疗法：睡不着时躺在床上太久，反而容易胡思乱想，更加睡不着。而通过减少花在床上的非睡眠时间，则可以提高睡眠效率。具体做法：①先写1周的睡眠日记，包括几时上床、几时睡着、几时醒等，根据日记计算出该周每晚平均的睡眠时间和睡眠效率（睡眠效率=睡眠时间÷卧床时间×100%）；②以上周平均每晚睡眠时间作为本周每晚可躺在床上的时间，每天按规定时间起床；③减少卧床时间，以使其与实际睡眠时间相符，如果睡眠效率维持在85%以上至少1周，可增加15～20分钟的卧床时间；④当睡眠效率低于80%时，减少15～20分钟的卧床时间；⑤当睡眠效率在80%～85%，则保持卧床时间不变；⑥可以有不超过半小时的午睡时间，但要避免其他的日间小睡。

一般来说，接受失眠认知行为治疗2～3个月，失眠情况会有很大的改善，且失眠认知行为治疗联合药物治疗可以发挥更好的效果。

2. 药物治疗

若尝试了上述方法仍不能改善失眠，或失眠逐步加重至中度以上甚至重度，你就很可能伴有焦虑、抑郁等心理问题，同时会影响学习、工作、社交等日常活动，也有可能导致生理性疾病的发生，使躯体健康受到影响。如果出现以上情况，建议你及时到医院就诊，规范地使用药物治疗。

那么，应该吃什么药呢？

首先，有些中药制剂可以改善睡眠状况。中医认为心、肾、肝、脾的功能失调，引起气血运行障碍，是导致失眠的原因。因此，需要通过中医师辨证用药，如心肾不交可以用五味子、酸枣仁、生地黄、黄柏、玄参等中药，心脾两虚可以用黄芪、人参、茯苓、白术、山药等中药，肝气郁结可以用柴胡、百合、郁金、栀子、大枣等中药。

其次，就是人们通常所说的西药，也就是镇静催眠药，主要包括苯二氮䓬类药物、非苯二氮䓬类药物等。其他还包括一些有镇静催眠作用的抗抑郁药物、褪黑素受体激动剂、抗精神病药物等。

（1）镇静催眠药：俗称安眠药，发展至今，正在不断克服着前一代镇静催眠药的缺陷，已经历了前后三代的发展。

第一代镇静催眠药主要包括巴比妥类、水合氯醛、三溴合剂、羟嗪(安泰乐)等。代表药物巴比妥类由于治疗指数低、容易产生耐受性和依赖性、药物之间相互影响比较大、中等剂量即可抑制呼吸,目前已经很少用来治疗失眠。

第二代镇静催眠药即苯二氮䓬类药物,主要包括三唑仑、咪达唑仑、氟西泮、硝西泮、地西泮、劳拉西泮、氯硝西泮、艾司唑仑、阿普唑仑等。这类药物的特点是治疗指数高、对内脏毒性低和使用相对安全,尤其是对伴有焦虑症状的失眠患者效果更佳,是目前使用量最多的镇静催眠药。这类药能快速诱导患者入睡,减少夜间觉醒次数,延长睡眠时间和提高睡眠质量。但也改变了通常的睡眠模式,使浅睡眠时间延长,快速眼动睡眠持续时间缩短,首次快速眼动睡眠出现时间延迟,做梦减少或消失。由于这类药物有松弛肌肉的作用,因此使用这类药物会有腿软、无力的不良反应,老年人使用时要慎重。此外,这类药物具有一定的成瘾性,长期大量使用容易形成依赖性,停药后可能会引起反跳性失眠或使焦虑症状更严重。

第三代镇静催眠药,也就是目前比较广泛使用的非苯二氮䓬类药物,主要包括佐匹克隆、右佐匹克隆、唑吡坦、扎来普隆等。这类药物口服吸收良好,服药后半小时血药浓度达高峰,药物代谢排泄快,半衰期为3~6小时,主要经肾代谢。因此治疗指数高,安全性相对高一些,不良反应较少,尤其是没有肌肉松弛的作用,不易产生耐受性,药物依赖性明显低于苯二氮䓬类药物,目前已作为首先推荐的药物。但这类药物也会存在头晕、健忘、口苦、恶心等不良反应。

(2)抗抑郁药:有镇静催眠作用的抗抑郁药主要包括米氮平、曲唑酮、氟伏沙明、米安色林、多塞平等。这类药物没有成瘾性,镇静催眠作用效果强,可以减少睡眠等待时间和夜间醒来的次数,但不良反应较多。常见的不良反应有头晕、口干、胃部不适、体重增加、性功能障碍等。这类药物对于合并焦虑、抑郁的失眠患者来说可作为首先推荐的药物,对于单纯失眠的患者不作优先推荐。

(3)褪黑素受体激动剂:褪黑素参与调节睡眠觉醒周期,可改善昼夜节律紊乱性睡眠障碍。目前国内该类药物主要有阿戈美拉汀,它既是褪黑素受体激动剂,又是5-羟色胺受体拮抗剂,具有催眠和抗抑郁的双重作用,能够改善抑郁相关的失眠,缩短睡眠潜伏期,增加睡眠连续性。

(4)抗精神病药物:这类药物大多有较强的镇静作用,可以用来治疗顽固性失眠,主要包括氯丙嗪、氟哌啶醇、氯氮平、喹硫平、奥氮平等。由于这类药物不良反应大,故不作为治疗失眠的常规用药。常见的不良反应有过度镇静、肢体僵硬、吞咽困难、体重增加、便秘、血脂和血糖增高等。

药物是治疗失眠的主要手段之一,但任何镇静催眠药如果不正确、不合理使用,都会带来不良后果,因此应根据患者具体情况、结合药物特点选择用药,以达到最佳的治疗效果。失眠障碍分为入睡困难、睡眠浅、易惊醒、多梦、早醒等。为解决入睡困难,可选用起效快、作用时间短的药,如唑吡坦等。睡眠浅、易惊醒者,可选用中效的药,如阿普唑仑、艾司唑仑。早醒、睡程短者,可选用长效的药,如氯硝西泮等。对睡眠治疗不满意的患者,可选用增加深睡眠的药,如米氮平、曲唑酮等。还有一些患者明明睡眠质量很好,可总感觉自己没有睡着或者没有深睡眠,这就是人们常说的"主观性失眠",可以使用小剂量奥氮平、喹硫平等抗精神病药物改善睡眠感受。

3. 物理治疗

患者也可以在医生的指导下,接受光照疗法、经颅磁刺激、生物反馈治疗、经颅微电流刺激疗法等物理治疗,以辅助调整生物钟,改善脑功能,最终达到改善睡眠的目的。

第二节　发作性睡病

发作性睡病是指日间出现的不能克制的短暂睡眠发作,是目前原发性中枢性睡眠增多疾病中最常见的类型。难以控制的思睡、发作性猝倒、睡眠瘫痪、入睡幻觉被称为发作性睡病四联症,但诊断时患者并非都出现典型的四联症,大约1/3的患者具备上述所有症状,儿童和青少年患者可能还伴有肥胖、情绪障碍、认知功能损害,以及夜间睡眠紊乱、快速眼动睡眠行为障碍、阻塞性睡眠呼吸暂停综合征等疾病,严重影响患者的生活质量与身心健康。最新的《睡眠障碍国际分类(第3版)》根据是否伴有猝倒发作和/或脑脊液中下丘脑分泌素(hypocretin,Hcrt)/促食欲素(orexin)水平下降,将发作性睡病分为1型发作性睡病和2型发作性睡病。

【案例】小张1年前开始出现白天嗜睡,上课时会不自觉地睡着,甚至站着就能睡着,感觉头脑不清醒,浑浑噩噩,上课注意力不集中,记忆力下降,夜间睡眠浅、易醒,白天精神萎靡不振,无精打采。家人发现异常后带其四处求治,但治疗后效果欠佳,且上述症状渐加重,白天睡觉频率增加,只要坐下就能很快睡着。晚上回到家,在家吃饭时,有时候碗还在手里,而小张却睡着了。白天感觉头沉,耳鸣,记忆力下降明显,胡思乱想,心情差,时常发呆,小动作多,情绪易激动,有时自言自语,具体不能描述。夜间睡眠中有说梦话,肢体动作增多,眠浅、易醒,晚上醒3次左右,醒后能够再次入睡,自感睡眠质量差,每晚睡12小时,可第二天还是会困,经常感到跟没睡一样。嗜睡发作时会出现眼皮下垂、眼球上翻的症状,有时还会出现猝倒现象,走路或大声说笑时会突然摔倒。嗜睡对小张的学习和生活造成了很大影响,他还常有疲劳、记忆力减退、精力不足、情绪低落等表现,成绩明显下降。家长担心会影响小张的生长发育,经邻居介绍,带小张至睡眠专科治疗。经过规范化治疗,小张未再出现白天嗜睡,且精神饱满,上课注意力集中,记忆力增强,夜间睡眠改善,成绩明显提高。

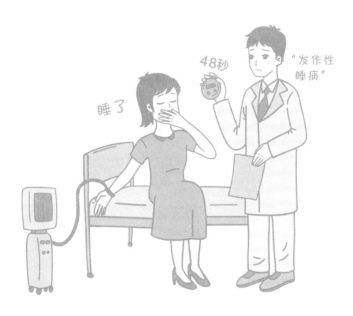

发作性睡病是一种罕见且无法治愈的中枢性嗜睡障碍,全球范围内发作性睡病的患病率为0.020%~0.067%,而中国约为0.034%,以儿童及青少年为主,男性略多于女性。5岁以下儿童发作性睡病的发病率为每年0.13/10万,5~19岁为每年0.83/10万,且近年来呈上升趋势。

(一)危害

1.导致意外伤害

这种疾病一般会出现症状的突然发作,可能会没有任何诱因和先兆,这样就会导致患者突然发生跌倒,因此容易出现一些摔伤情况,发生意外损伤。

2.影响精神状态

患者在白天可能会反复出现睡眠,而且无法控制,这样往往会导致精神不振,经常有头晕、乏力、倦怠等不适症状,还会引起注意力不集中,对于正常的学习和工作会产生非常大的影响。

3.导致肥胖

发作性睡病发生以后,常常导致患者出现肥胖的情况,目前具体病因还不是特别清楚,但是肥胖会加重患者的症状,严重影响身体健康,有可能增加心脏病、糖尿病等慢性疾病发生的概率。

4.引发心理障碍

长期的发作性睡病会导致患者频繁睡觉,而且患者无法控制,这样就会造成焦虑和抑郁的情况发生,导致患者无法与他人正常交流,常伴有心理疾病的出现。

(二)原因

发作性睡病的病因目前尚不明确,考虑是环境因素与遗传因素相互作用的结果。甲型流感病毒感染、接种疫苗、链球菌感染均可增加发作性睡病的发生风险。动物发作性睡病的发病与 Hcrt/orexin 及其受体基因突变有关;人类发作性睡病的发病是由于免疫损伤致 Hcrt/orexin 能神经元凋亡、激素分泌减少,导致脑脊液中 Hcrt/orexin 水平显著降低或缺失。关于 Hcrt/orexin 能神经元凋亡的机制,近年越来越多的研究显示,病毒特别是甲型 H1N1 流感病毒感染介导的免疫损伤可能是其主要机制之一。

首先,目前发现的发作性睡病相关基因均与免疫损伤有关。发作性睡病与人类白细胞抗原(HLA)具有高度相关性,$HLA\ DQB1*0602$ 基因在各种族发作性睡病患者中均呈现较高的阳性率(88% ~100%),其中我国典型发作性睡病患者 $HLA\ DQB1*0602$ 基因阳性率高达95%,远高于正常人群的23%,提示由主要组织相容性复合物Ⅱ型(MHCⅡ)DQA1-DQB1 异二聚体介导的 $CD4^+T$ 细胞抗原呈递参与 1 型发作性睡病的核心发病机制。其他参与发作性睡病发病的编码 MHCⅡ蛋白的 HLA 基因有 $HLA\ DQB1*0301$、$HLA\ DPB1*0501$、$HLA\ DPB1*0401$、$HLA\ DPB1*0402$。此外,参与自然杀伤细胞或 $CD8^+T$ 细胞抗原递呈的 MHCⅠ蛋白亦参与发作性睡病的发病,编码这些蛋白的基因主要包括 $HLA\ A*1101$、$HLA\ B*3501$、$HLA\ B*5101$、$HLA\ C*0401$。发作性睡病的非 HLA 易感基因包括 $P2RY11$、$ZNF365$、$IL-10RB-IFNAR1$ 和 TCR(T 细胞受体)。值得注意的是,我国发作性睡病与 $TCRA$ 和 $TCRB$ 基因有关,提示 T 淋巴细胞介导的细胞免疫应答参与了发作性睡病的发病。

其次,发作性睡病的发病具有季节性,4—7 月为发病高峰,12 月至次年 1 月为发病低谷,符合病毒感染诱发免疫性脑病的规律。2009 年甲型 H1N1 流感暴发后,欧洲国家发作性睡病发病率增加,与应用甲型 H1N1 流感病毒疫苗 Pandemrix 有关。我国 2009—2010 年甲型 H1N1 流感暴发期间,发作性睡病发病率也明显增加;流感暴发期过后,发作性睡病发病率降至基线水平,而疫苗使用率仅 6%,提示此期间发作性睡病的发病与甲型 H1N1 流感病毒相关。尽管甲型 H1N1 流感病毒或其疫苗相关发作性睡病的临床表现与其他睡病无明显差异,但甲型 H1N1 流感流行期间,仅携带 *HLA DQB1 * 0602* 杂合子即可发生发作性睡病,而未感染甲型 H1N1 流感病毒的发作性睡病患者多为 *HLA DQB1 * 0602* 纯合子,且遗传相关性随时间和环境因素改变而改变。甲型 H1N1 流感病毒感染可以导致动物发作性睡病,证实甲型 H1N1 流感病毒本身可能包含诱发免疫反应的抗原,疫苗致病性与其中的流感病毒抗原有关,可能的致病机制为甲型 H1N1 流感病毒 H 抗原与 Hcrt/orexin 受体存在交叉抗原,从而诱发自身免疫反应。由此可见,甲型 H1N1 流感病毒经 *HLA DQB1 * 0602* 递呈到 T 淋巴细胞表面,通过激活 T 淋巴细胞受体的免疫机制损伤 Hcrt/orexin 能神经元是发作性睡病的重要发病机制。然而周围免疫反应如何突破血脑屏障而特异性攻击 Hcrt/orexin 能神经元尚待进一步研究。

(三)临床表现

发作性睡病临床主要表现为日间过度思睡、猝倒发作、睡眠瘫痪和幻觉、夜间睡眠障碍、代谢障碍、精神或情感障碍、认知功能改变、自主神经功能紊乱等,可合并肥胖,运动功能、认知功能、记忆力下降,自主神经功能紊乱,攻击行为,精神症状等。

1. 日间过度思睡

日间过度思睡是发作性睡病的主要临床特征,也是最容易影响患者社会功能的症状,表现为白天应该维持清醒的主要时段不能保持清醒和警觉,出现难以抑制的困倦欲睡甚至突然入睡。日间过度思睡通常在单调、无刺激的环境中发作,也可出现于行走、进餐或交谈时,甚至发生在急需警觉的作业过程中(如开车)。日间过度思睡持续时间通常为数分钟至数十分钟,也可短至数秒或长达数小时。日间过度思睡每天可发生数次到数十次不等,多数患者经短时间的睡眠后即可头脑清醒,但不能维持太长时间。日间过度思睡患者还可伴有一些无意识的自动行为,且事后通常对这些行为丧失记忆,提示该过程中出现了一定程度的无意识状态。

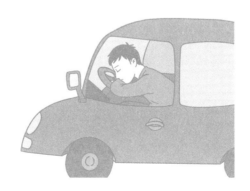

2. 猝倒发作

猝倒发作是发作性睡病极具特征性的症状,即患者在意识清醒的情况下,突然出现双侧肌张力丧失,轻者可仅表现为面肌松弛、眼睑下垂、舌头脱出、构音困难等,重者可出现肢体无力下垂甚至瘫倒在地。猝倒发作通常因情绪变化而诱发,常由大笑等积极情绪诱发,恐惧、尴尬、痛苦等负性情绪也可引起猝倒发作。猝倒发作的持续时间通常较短,与病变累及范围和肌无力程度有关,局部肌张力丧失常持续几秒钟,当累及全身骨骼肌时,持续时间可长至数分钟。发作结束后通常可以迅速恢复,发作频率可从每年几次到每天数十次不等。有时强烈的情感刺激可引发持续的猝倒发作,称为猝倒持续状态,严重时可持续数小时,通常发生在儿童患者发病初期,或与突然停用抗猝倒药物有关。猝倒发作时患者通常意识清醒,无显著呼吸异常,少数患者表现为躯体完全丧失活动能力,即猝倒不动。此外,发作性睡病患者还可出现非典型猝倒症状,例如,仅累及单侧肢体或单一肌肉的肌张力丧失,伴有不自主运动,包括发作性面部肌肉抽搐、面部扭曲、颈项强直、反复刻板运动等,不自主运动可与肌无力症状交替出现,这些不典型症状常见于儿童患者或疾病早期阶段。

3. 睡眠瘫痪和幻觉

50%～60%的患者伴有睡眠瘫痪和幻觉。睡眠瘫痪是指睡眠刚开始或睡眠结束后,患者意识清醒,但不能言语,肢体不能活动,可伴有呼吸窘迫和幻觉,需要在外界刺激下恢复。发作性睡病患者的幻觉以视幻觉最常见,其次可出现味幻觉、嗅幻觉、听幻觉或多种感觉复合幻觉,偶尔会根据梦境产生类似幻觉,可发生在入睡开始时(入睡前幻觉)、睡眠向觉醒的转换过程(睡眠幻觉)及觉醒后(半醒幻觉)。伴有严重幻觉或幻想的患者需要到精神专科医院鉴别是否合并精神分裂症。

4. 夜间睡眠障碍

发作性睡病患者夜间睡眠期经常出现反复觉醒,睡眠过程中断,还可出现多种类型的睡眠期运动控制障碍,包括周期性肢体运动、快速眼动睡眠行为障碍、睡惊症、夜间进食等。

5. 代谢障碍

发作性睡病患者体重指数通常高于正常人群,可能与患者体内的脂肪分解率降低、运动减少、饮食行为异常有关。

6. 精神或情感障碍

紧张的生活事件会诱发作性睡病,且发作性睡病患者较健康人群更容易出现精神或情感障碍。20%～30%的发作性睡病患者同时患有抑郁症和焦虑症,而精神分裂症和其他精神疾病也可表现出日间过度思睡症状。

7. 认知功能改变

发作性睡病可引起注意力维持障碍、学习及执行功能下降、决策困难等认知功能改变。

8. 自主神经功能紊乱

发作性睡病患者可表现出瞳孔异常、晕厥发作、勃起功能障碍、盗汗、胃肠胀气或消化障碍、低血压、口干、心悸、体温过低等症状,提示存在自主神经功能紊乱。

(四)干预措施

发作性睡病的总体治疗目标为减少白天过度睡眠,控制猝倒发作,改善夜间睡眠。主要治疗方法包括心理治疗和药物治疗。发作性睡病的药物治疗主要包括中枢兴奋剂和抗抑郁药物,分别用于改善日间嗜睡和控制猝倒发作症状。治疗受到多种因素的影响,包括年龄、职业、特殊状态(如妊娠)、伴随疾病(包括抑郁症、肥胖症、心血管疾病、不宁腿综合征、快速眼动睡眠行为障碍和睡眠呼吸障碍)等。临床上多采用夜间多导睡眠图、多次睡眠潜伏期试验、问卷调查、睡眠觉醒相关量表等评估患者的病情严重程度和治疗效果。

1. 非药物治疗

非药物治疗作为发作性睡病的首选治疗,包括自我护理、行为治疗(如合理安排日间短时睡眠、规律夜间睡眠)、团体治疗、心理治疗等。此外,培养健康的睡眠卫生习惯、均衡饮食(如减少咖啡因的摄入,避免大量碳水化合物的摄入)、定期适当身体锻炼等,也被推荐用于发作性睡病的治疗。具体方法如下。

(1)积极面对:发作性睡病是一种原因未明的慢性睡眠障碍,多发生于儿童或青年群体。在治疗之前,建议先到医院进行相关的诊断排查,在确定发病原因的基础上,进行有针对性的治疗。如果是由心理问题导致,建议调整自己的心态,积极乐观地面对这一疾病的挑战,千万不要悲观、失望。

(2)培养成就感:患有发作性睡病以后,绝大多数患者会出现自卑的倾向,盲目地认为自己什么都不行,什么都干不好,缺乏自信心。为了控制病情进一步发展与迁延,建议大家鼓励发作性睡病患者多做一些力所能及的事情,在成功的喜悦中逐渐树立自信,重建战胜疾病的勇气。

(3)情感交流:在平时的生活中,建议大家给予发作性睡病患者更多的理解和支持,及时了解患者的需求,多与其进行情感方面的沟通。为了减少发作性睡病的发作频率,建议患者有意识地发展自己的兴趣和爱好,把平时的生活安排得丰富多彩,多参加一些文体活动,做一些感兴趣的事情。

2.药物治疗

(1)日间过度思睡的药物治疗:莫达非尼及其活性成分阿莫达非尼可通过抑制单胺类神经递质的再摄取,增强中枢-皮质-边缘系统等多条多巴胺能信号传递,促进Hcrt能神经传递,从而对日间过度思睡症状发挥显著改善作用,可在服用药物数天内起效。莫达非尼已经美国食品药物监督管理局和欧洲药品管理局批准为日间过度思睡一线治疗药物,于2017年经国家食品药物监督管理总局批准,仅适用于治疗阻塞性睡眠呼吸暂停伴发的日间过度思睡。γ-羟丁酸钠的药理机制可能与激活脑内γ-氨基丁酸β受体,抑制乙酰胆碱作用,阻断突触部位冲动传递来抑制中枢神经兴奋性有关,是唯一经随机双盲对照试验研究证实有效的中枢兴奋剂。

哌甲酯可通过阻断突触前膜对单胺类递质的再摄取,增强中枢-皮质-边缘系统多巴胺活性及网状上行激动系统兴奋传递,已被证实可改善65%～85%发作性睡病患者的日间过度思睡症状,可作为日间过度思睡的二线治疗药物。国内哌甲酯处方率较高,但应警惕其不良反应及药物依赖性、耐药性。安非他明和右旋安非他明作用机制类似于哌甲酯,可一定程度地改善发作性睡病日间过度思睡症状。文拉法辛是一种选择性5-羟色胺、去甲肾上腺素和多巴胺的再摄取抑制药,对日间过度思睡症状起到一定的缓解作用。此外,中枢拟交感化合物马吲哚、单胺氧化酶-B抑制剂司来吉兰也曾被用于改善发作性睡病的日间过度思睡症状。

(2)抗猝倒的药物治疗:目前我国推荐的抗猝倒药物主要为抗抑郁类药物,包括三环类、选择性5-羟色胺再摄取抑制药、选择性5-羟色胺与去甲肾上腺素再摄取抑制药。三环类药物可抑制5-羟色胺再摄取,拮抗胆碱能及组胺能效应,代表药物包括氯米帕明和丙咪嗪。选择性5-羟色胺再摄取抑制药包括氟西汀、舍曲林、艾司西酞普兰等,当其使用剂量达到或高于抑郁症治疗剂量时,可对猝倒发作起到一定程度的改善作用。选择性5-羟色胺与去甲肾上腺素再摄取抑制药可同时作用于5-羟色胺、去甲肾上腺素和多巴胺能通路,提高中枢神经系统兴奋性,有效阻断猝倒发作,并可部分改善日间过度思睡、入睡幻觉等症状,临床常用药物为文拉法辛。此外,欧洲药品管理局和美国食品药物监督管理局均批准γ-羟丁酸钠作为猝倒发作的一线治疗药物,其在服药3～6个月后达到最佳疗效。虽然小剂量氯米帕明、文拉法辛、氟西汀和其他抗抑郁药可在短时间内改善猝倒症状,但大多数国家并未批准这些药物作为猝倒发作的适应证。

（3）其他症状的药物治疗：γ-羟丁酸钠是目前唯一被证实可对夜间睡眠发挥疗效的药物，可改善发作性睡病患者的夜间睡眠紊乱、睡眠瘫痪和幻觉等症状。文拉法辛和氯米帕明也被用于改善发作性睡病患者的幻觉。

（4）特殊状态的药物治疗：目前对于难治性成人发作性睡病患者，常采用联合药物治疗。联合用药应根据患者的合并症状进行选择，γ-羟丁酸钠可降低肥胖率，但可能诱发或加重睡眠呼吸障碍和抑郁症状。而抗抑郁药物可缓解患者的抑郁症状，又易引起体重增加，加重快速眼动睡眠行为障碍和不宁腿综合征。处于妊娠期、分娩期和哺乳期的发作性睡病患者，在病情允许的情况下，应尽可能停止药物治疗。当病情较严重时，可给予安全系数较高的药物治疗。

（5）免疫调节药物：目前已有少量研究发现，免疫调节治疗（包括静脉注射免疫球蛋白、皮质类固醇、血浆置换等）可保护 Hcrt 神经元免受损失，增加脑脊液内 Hcrt 含量，对发作性睡病发病初期症状改善起到一定作用。此外，人源化单克隆抗体如那他珠单抗和阿仑珠单抗，可改善个别发作性睡病患者的日间过度思睡或猝倒症状。

第三节　睡眠呼吸暂停低通气综合征

睡眠呼吸暂停低通气综合征是一种睡眠时呼吸停止的睡眠障碍，分为中枢性、阻塞性及混合性。该病的主要特点是在睡眠中发生间歇性血氧饱和度降低、体内二氧化碳潴留及反复觉醒，通过引起副交感神经功能紊乱、氧化应激、炎症反应等病理生理改变，诱发心脑血管或代谢紊乱等疾病，长期可导致多系统器官受损。此类患者睡眠时张口呼吸，在均匀响亮的鼾声停止后出现明显的呼吸暂停，且伴随胸腹部强烈的上下起伏的努力呼吸，当呼吸暂停达到一定时间后大脑皮质觉醒，气道打开，患者深呼吸几次伴有响亮的鼾声后，往往又再次出现下一次呼吸暂停，就这样循环往复，当睡眠呼吸暂停低通气指数≥5 且伴有其他的相关症状时，该患者可能患有睡眠呼吸暂停低通气综合征。

睡眠呼吸暂停低通气综合征还可导致反复动脉血氧饱和度下降，出现不同程度的缺氧，而频繁的大脑皮质的觉醒使患者的睡眠片段化，无法进入较深层次的睡眠。在这些因素的共同作用下，睡眠呼吸暂停低通气综合征患者出现白天过度的嗜睡或不能恢复精力。阻塞性睡眠呼吸暂停低通气综合征是有咽喉腔狭窄或塌陷导致的上呼吸道阻塞，呼吸道收窄导致睡眠时呼吸暂停。中枢性睡眠呼吸暂停低通气综合征是指呼吸中枢神经曾经因脑卒中、创伤等受到损害，不能正常传达呼吸的指令，导致睡眠呼吸功能失调。混合性睡眠呼吸暂停低通气综合征包括混合阻塞性睡眠呼吸暂停低通气综合征和中枢性睡眠呼吸暂停综合征。

【案例】李先生体型肥胖,8 年前间断性开始出现晚上睡觉被憋醒的情况,且睡觉时鼾声如雷。1 年前出现晚上睡觉时经常打鼾,打着打着就没了呼吸,继而猛地憋醒,憋醒后会突然坐起来,坐着仍然保持睡着状态,醒后会再次躺下睡觉,伴随做梦,有时会有双手舞动的情况,可把床边的东西打掉到地上,次日能回忆起梦境,但对肢体动作无回忆,偶有从床上掉下来。白天犯困、思睡、头晕、头痛、乏力,注意力不集中,记忆力、判断力下降,精神状态不佳,精力、体力下降,情绪易激动、急躁,经常与同事、家人发生矛盾,严重影响工作和生活。李先生到医院寻求医生帮助,被诊断为“睡眠呼吸暂停低通气综合征”。经过一段时间的治疗,李先生晚上睡觉时不再打鼾,也未再出现被憋醒的情况,白天精神状态好,情绪稳定,能够顺利完成工作,与同事、家人的关系也恢复如常。

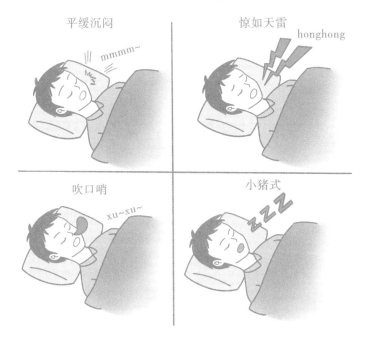

阻塞性睡眠呼吸暂停低通气综合征是最常见的睡眠呼吸暂停综合征,患病率与研究对象的性别、年龄、肥胖程度、饮食结构、种族有关,并受诊断标准、抽样方法、诊断手段的影响。男性发病率明显高于女性,是女性的 2~3 倍。绝经前女性发病率明显低于男性和绝经后女性。随着年龄的增长,睡眠呼吸暂停的风险呈上升趋势。相关研究发现,65 岁以前年龄与阻塞性睡眠呼吸暂停低通气综合征的患病率具有正相关性,65 岁以后患病率相对平稳,甚至有下降趋势。

（一）危害

阻塞性睡眠呼吸暂停低通气综合征患者夜间睡眠时反复出现血氧降低、频繁觉醒,长期反复发作对患者的身体健康及生活质量造成极大的危害,严重时可导致夜间猝死。

1.高血压

40%～60%的阻塞性睡眠呼吸暂停低通气综合征患者有高血压病史,与其他高血压不同的是该类患者的血压大多在早晨最高,且单纯药物治疗效果差。有效治疗呼吸暂停后血压可下降甚至降至正常范围。

2.心律失常

阻塞性睡眠呼吸暂停低通气综合征患者睡眠时心率波动幅度比较大,几乎有一半的患者会出现各种各样的心律失常,多为窦性心动过速,也有短阵房性或室性心动过速,慢者可出现心脏传导阻滞、心脏停搏,甚至是致命的。

3.脑血管病

众所周知,脑血管病好发于夜间,而睡觉时打鼾及呼吸暂停可以增加脑血管病的发病率及死亡率。53%以上的男性脑血管病患者有长期习惯性打鼾史,35%的患者脑血管意外发生在睡眠时,打鼾和呼吸暂停是脑血管病的一个独立危险因素。睡眠呼吸暂停既可以是脑血管病发生的病因,也可以是脑血管病的结果。

4.过度嗜睡

夜间频繁的觉醒是阻塞性睡眠呼吸暂停低通气综合征患者睡眠不足的原因之一,夜间睡眠不足引起白天困倦嗜睡,会严重影响工作、学习、生活,尤其是从事高危行业的人,意外事故发生率很高,可危及自己及他人的生命安全。

5.内分泌代谢紊乱

越来越多的证据表明睡眠呼吸暂停可引起内分泌代谢功能紊乱,如性功能障碍,并可加重肥胖。

6.精神及心理危害

睡眠呼吸暂停可引起注意力不集中、智力减退、性格及行为异常,患者常表现为情绪不稳定、易怒,长期可引起焦虑、抑郁等精神疾病。

7.影响婴幼儿、儿童及青少年的生长发育

睡眠呼吸暂停可致患儿生长发育迟缓、体型瘦弱、体重低等营养不良表现。

(二)原因

1.上气道解剖性狭窄

(1)上气道因素:阻塞性睡眠呼吸暂停低通气综合征患者上气道狭窄原因包括相关上气道内外疾病、上气道四周软组织增生肥厚、颅面发育畸形,这些病因可直接造成上气道管腔的狭窄,从而通气受阻。上气道是由鼻咽、口咽、喉咽及喉部组成,以上呼吸道任一部位狭窄都可导致通气受阻、呼吸暂停。从上至下,首先是鼻-鼻咽部,该处位于颅底与软腭平面之间,经鼻后孔连接鼻腔。引起该部位通气受阻的常见原因有鼻中隔偏曲、鼻窦炎、鼻息肉、鼻腔鼻窦良恶性肿瘤、慢性肥厚性鼻炎、鼻咽纤维血管瘤、鼻咽癌、腺样体肥大等。研究显示,以上种种鼻部疾病导致鼻阻力增加可能是阻塞性睡眠呼吸暂停低通气综合征的单独危险因素。其次是口咽部,该部分是位于软腭和会厌上缘平面之间。引起该部位受阻的几个常见原因有扁桃体肥大、悬雍垂肥大或过长、咽侧索肥厚、软腭肥厚等。再次是喉咽部,该部分是位于会厌上缘平面与环状软骨下缘平面之间的咽腔区域。常见阻塞原因有舌肥厚、舌根后坠、巨大舌症、舌异位甲状腺、舌良恶性肿瘤等。最后是喉部,该部分上方开始于喉入口,下方达环状软骨的下缘并与气管相连接。常见阻塞原因有喉癌、声带麻痹、会厌囊肿、声带息肉等。

(2)上气道周围占位性病变:除上气道本身因素外,上气道周围一些占位性病变也可对上气道造成压迫、推挤,从而导致上气道狭窄。例如,咽后隙及咽旁间隙脓肿或者肿瘤、甲状腺肥大、甲状腺肿瘤等。

(3)颅面发育畸形:如低肌张力-低智力-性腺发育低下-肥胖综合征(又称为普拉德-威利综合征,Prader-Willi syndrome)、皮-罗综合征(Pierre-Robin syndrome)、唐氏综合征(Down syndrome)、下颌骨颜面发育不全(又称为特雷彻·柯林斯综合征,Treacher-Collins syndrome)、黏多糖贮积症Ⅰ型中间型(Hurler-Scheie syndrome)、克鲁宗综合征(Crouzon syndrome)等,因先天性发育异常导致相关上呼吸道腔解剖性狭窄,也是发生阻塞性睡眠呼吸暂停低通气综合征的常见病因。颅面发育不仅是先天性的,后天获得性因素也可造成发育异常,比如儿童腺样体肥大,因为长期鼻通气受阻和张嘴呼吸,形成了颌骨变长、腭骨上拱、上下牙列不齐、嘴唇变厚等腺样体面容,影响了下颌骨的发育。

2.上气道功能性塌陷

临床上常见一部分阻塞性睡眠呼吸暂停低通气综合征患者在清醒时并无明显上气道解剖的狭窄,所以维持上气道呼吸的通畅,是解剖结构和上气道扩张肌两方面因素共同作用的结果。肌肉扩张气道在口咽部表现尤其明显,因为口咽腔是上气道中唯一由软组织构成的部分,无软骨或骨性支架来支撑。上气道扩张肌主要包括调节咽腔各壁位置的咽肌(腭舌肌、咽括约肌)、调节舌骨位置的咽肌(二腹肌、胸骨舌骨肌等)、调节软腭位置的咽肌(鼻翼肌、腭帆张肌、腭帆提肌)、调节舌位置的咽肌(颏舌肌、颏舌骨肌、舌骨舌肌、茎突舌肌)等,通过调节舌咽周围软组织的位置来实现对气道的扩张。以上肌肉的活性增强机制较复杂,刺激因素包括中枢系统发出的呼吸指令、高二氧化碳、低氧、清醒状态本身及清醒时的咽内负压。多项研究表明,阻塞性睡眠呼吸暂停低通气综合征患者咽腔扩大肌及颏舌肌在不同状态下活性不同,在清醒时活性明显增强,而在睡眠时活性减弱或者消失。睡眠状态下会出现原本清醒时能够激活上气道扩张肌的多种神经反射减弱,如上呼吸道负压神经反射、体位反射等。从而加重了原本存在解剖结构性狭窄的上气道阻塞,严重时完全闭塞,发生暂时性呼吸中断。上气道骨骼肌损伤机制在阻塞性睡眠呼吸暂停低通气综合征中发挥作用,该机制可能为:长时间的打鼾引起上气道骨骼肌反复振动,导致肌细胞受损,发生缺氧、炎症反应、代谢异常等,长期作用后进一步造成骨骼肌脂肪变、肌张力减弱,加重上气道塌陷,并且形成恶性循环。另外,打鼾造成的咽部软组织振动还可造成上气道肌肉的有关神经损害,从而使气道扩张肌的活性降低。支配上气道的肌肉活动调节异常可引起上气道功能性塌陷,其中上气道扩张肌起主要作用,除此之外,还包括上气道内本身压力改变、上气道液体的表面张力、上气道四周组织压力等多种因素,且常为2种或2种以上因素共同作用。

3. 肥胖

阻塞性睡眠呼吸暂停低通气综合征好发于肥胖人群,60%～70%的阻塞性睡眠呼吸暂停低通气综合征患者合并肥胖,肥胖是此疾病发生发展的重要危险因素。肥胖导致阻塞性睡眠呼吸暂停低通气综合征的原因是多方面的。首先,人体肥胖时有过量的脂肪沉积在上呼吸道及其周围,出现舌、软腭、悬雍垂、咽后外侧壁等部位肥厚,气道腔明显减小及舒张功能降低,从而导致阻塞性睡眠呼吸暂停低通气综合征发生或者病情加重;其次,肥胖者胸腹部脂肪堆积过多,可通过缩小肺容积和限制肺扩张来导致上气道塌陷,从而发生阻塞性睡眠呼吸暂停。

4. 内分泌因素

内分泌失调及功能紊乱对阻塞性睡眠呼吸暂停低通气综合征的发生发展起着重要作用,并且互为因果,关系复杂。与阻塞性睡眠呼吸暂停低通气综合征关系密切的内分泌疾病包括糖尿病、甲状腺功能减退症、肢端肥大症、库欣综合征(Cushing syndrome)等。糖尿病患者易发生阻塞性睡眠呼吸暂停低通气综合征的原因可能为:患者常伴肥胖,过多脂肪在体内分布,造成上气道变窄、颈部变粗;长期血糖异常造成微细血管、周围神经和中枢神经病变,导致上气道肌肉张力下降、活动失调,损害呼吸中枢等。25%的甲状腺功能减退症伴阻塞性睡眠呼吸暂停低通气综合征的原因可能为:甲状腺功能减退症患者表现为舌肥大、咽部软组织张力低,直接引起口咽部气道狭窄;伴有黏液性水肿时,上气道相关肌肉活性低,不能抵抗吸气时气道内负压,从而使上气道发生塌陷。肢端肥大症患者不仅表现为手脚粗大,同样可出现舌体及咽部肌肉肥大,其中有一半左右患者伴有阻塞性睡眠呼吸暂停低通气综合征。除以上因素外,胰岛素抵抗、生长激素水平异常、瘦素分泌异常等均可能导致阻塞性睡眠呼吸暂停低通气综合征的发病。

5. 不良生活习惯

研究表明,吸烟是阻塞性睡眠呼吸暂停低通气综合征的危险因素,吸烟者可能由于夜间血尼古丁浓度的降低而增加睡眠的不稳定性,后者与阻塞性睡眠呼吸暂停低通气综合征存在相关性。因为尼古丁的急性效应可增加上气道的张力,随着尼古丁浓度的下降,这种作用减弱而产生反跳现象。另外,吸烟导致气道炎症,从而改变气道的机械学性质和神经功能,增加睡眠时上气道的易塌陷性,使阻塞性睡眠呼吸暂停低通气综合征的发生风险增加。饮酒与阻塞性睡眠呼吸暂停低通气综合征的发病密切相关,其发生原因可能为酒精降低了上气道的中枢驱动,使咽部肌肉活性降低,导致上气道塌陷,发生呼吸暂停,并且使呼吸暂停时间变长和低氧血症加重。研究认为,体位与阻塞性睡眠呼吸暂停低通气综合征的发病相关性高,由于重力作用,仰卧位睡眠会加重舌根后坠,导致或者加重阻塞性睡眠呼吸暂停低通气综合征。

(三)临床表现

1. 日间嗜睡

日间嗜睡(不同于疲乏)是阻塞性睡眠呼吸暂停低通气综合征的常见特征。大多数阻塞性睡眠呼吸暂停低通气综合征患者首次就医是因为日间嗜睡,或同床伴侣诉其在睡眠中大声打鼾、倒吸气、哼鼻或呼吸中断等。

2. 打鼾

睡眠中打鼾是空气通过口咽部时使软腭振动引起。打鼾意味着气道有部分狭窄和阻塞,打鼾是阻塞性睡眠呼吸暂停低通气综合征的特征性表现。这种打鼾和单纯打鼾不同,表现为音量大,十分响亮,鼾声不规则,时而间断。

3. 睡眠中发生呼吸暂停

较重的患者常夜间出现憋气,甚至突然坐起,大汗淋漓,有濒死感,感觉要活不了了。

4.夜尿增多

夜间呼吸暂停会导致夜尿增多,个别患者出现尿床。

5.头痛

由于缺氧,患者出现晨起头痛。

6.性格变化和其他系统并发症

患者出现脾气暴躁、智力和记忆力减退、性功能障碍等,严重者可引起高血压、冠心病、糖尿病和脑血管疾病。

(四)干预措施

1.一般治疗

(1)病因治疗:治疗阻塞性睡眠呼吸暂停低通气综合征的关键是缓解其症状,改善睡眠质量,使睡眠呼吸暂停低通气指数和含氧血红蛋白水平恢复至正常范围。阻塞性睡眠呼吸暂停低通气综合征的临床危险因素有衰老、肥胖、颅面部形态或上气道软组织异常,以及吸烟、饮酒等。另外,某些疾病也会增加阻塞性睡眠呼吸暂停低通气综合征的发生率,如甲状腺功能减退症、肢端肥大症等。甲状腺功能减退症患者发生睡眠呼吸暂停的原因大部分是巨舌症导致的上气道狭窄,治疗甲状腺功能减退症通常可纠正睡眠呼吸暂停,但部分患者需要进行持续气道正压通气治疗。肢端肥大症患者的睡眠呼吸暂停发生率高达80%,其原因除大多数患者合并甲状腺肿外,主要是生长激素及胰岛素样生长因子-1的过量分泌造成颅面畸形、巨舌症及咽喉部软组织增大。对上述疾病病因的纠正,可显著改善阻塞性睡眠呼吸暂停低通气综合征患者的睡眠呼吸情况。

(2)改善生活习惯:对存在可矫正危险因素的阻塞性睡眠呼吸暂停低通气综合征患者,应采取健康教育。阻塞性睡眠呼吸暂停低通气综合征患者应避免饮酒,因为酒精可抑制中枢神经系统,加重其症状,引起日间嗜睡,并促进体重增加。且大量饮酒常增加睡眠呼吸暂停的持续时间和频率,并降低血氧饱和度,加重打鼾的程度。对于单纯性鼾症患者,饮酒可诱发明确的阻塞性睡眠呼吸暂停。纠正患者吸烟、饮酒等不良生活习惯,在一定程度上可降低阻塞性睡眠呼吸暂停低通气综合征的发生率。

(3)减肥:超重/肥胖是阻塞性睡眠呼吸暂停低通气综合征常见、可逆的危险因素,加重了阻塞性睡眠呼吸暂停低通气综合征患者代谢功能障碍,增加了心血管并发症的严重程度。2018年9月美国胸科协会更新了《体重管理在治疗成人阻塞性睡眠呼吸暂停中的作用临床实践指南》,明确指出肥胖为阻塞性睡眠呼吸暂停低通气综合征的恶化因素,减肥可作为辅助治疗手段,并为患有阻塞性睡眠呼吸暂停低通气综合征的超重/肥胖患者制定了有针对性的减肥方案。临床医生应将超重/肥胖视为阻塞性睡眠呼吸暂停低通气综合征的主要的潜在、可治疗因素,加强对患者的健康教育,并与患者共享基于临床证据的治疗方案。如有需要,治疗方案应包括全面的生活方式改变计划,必要时根据患者的喜好和需求选择其他手段,如药物疗法或减肥手术。

(4)睡眠体位干预:在诊断睡眠障碍性疾病的过程中,可观察到某些患者仰卧位睡眠时出现呼吸暂停或症状加重,这种情况称为体位相关性阻塞性睡眠呼吸暂停低通气综合征,其评价标准是睡眠呼吸暂停低通气指数在非仰卧位时较仰卧位时下降 50% 及以上。1984 年 Cartwright 首次提出将阻塞性睡眠呼吸暂停低通气综合征分为体位相关性阻塞性睡眠呼吸暂停低通气综合征和非体位相关性阻塞性睡眠呼吸暂停低通气综合征。与非体位相关性阻塞性睡眠呼吸暂停低通气综合征患者相比,体位相关性阻塞性睡眠呼吸暂停低通气综合征患者阻塞性睡眠呼吸暂停的严重程度及肥胖程度较轻,年龄更小。对于体位相关性阻塞性睡眠呼吸暂停低通气综合征患者,非仰卧位(如侧卧位)睡眠可能会纠正或改善阻塞性睡眠呼吸暂停症状,治疗上可鼓励其采取非仰卧位睡眠。

(5)上气道肌肉锻炼:咽部的扩张肌群张力是抵抗气道塌陷的基础,呼吸肌无力会导致上气道阻力增加、气道狭窄,进而导致阻塞性睡眠呼吸暂停的发生。因此可通过上气道肌肉锻炼改善阻塞性睡眠呼吸暂停低通气综合征患者的低氧饱和度,进而改善阻塞性睡眠呼吸暂停低通气症状。

2. 气道正压通气治疗

气道正压通气治疗是治疗成人阻塞性睡眠呼吸暂停低通气综合征的最主要方式,也被称为阻塞性睡眠呼吸暂停低通气综合征的治疗"金标准"。气道正压通气治疗包括持续气道正压通气、自动调节持续气道正压通气、双水平气道正压通气、适应性伺服通气、容量保障压力支持通气等治疗。美国睡眠医学会建议临床医生使用持续气道正压通气或自动调节持续气道正压通气持续治疗成人阻塞性睡眠呼吸暂停低通气综合征。双水平气道正压通气治疗相对于持续气道正压通气治疗或自动调节持续气道正压通气治疗的主要优势是可以通过降低呼气压力来提高舒适度,但大多数成年阻塞性睡眠呼吸暂停低通气综合征患者更愿意接受持续气道正压通气治疗或自动调节持续气道正压通气治疗,而不是双水平气道正压通气治疗。故在阻塞性睡眠呼吸暂停低通气综合征的常规治疗中推荐持续气道正压通气治疗或自动调节持续气道正压通气治疗。而对于伴有高碳酸血症的睡眠呼吸障碍性疾病、不能耐受持续气道正压通气治疗的中重度阻塞性睡眠呼吸暂停低通气综合征患者,双水平气道正压通气治疗被用作持续气道正压通气治疗的替代方案。

持续气道正压通气为阻塞性睡眠呼吸暂停低通气综合征患者的首选治疗方法。持续气道正压通气治疗可以改善阻塞性睡眠呼吸暂停低通气综合征患者日间嗜睡和疲劳的主观症状,明显提高其生活质量,减少夜间睡眠呼吸暂停。长期应用持续气道正压通气治疗还可以提高阻塞性睡眠呼吸暂停低通气综合征患者呼吸中枢对低氧及高二氧化碳的敏感性,降低血压和肺动脉压,减少心血管事件,降低病死率,改善患者远期预后。然而,并非所有患者能耐受持续气道正压通气治疗,即使中重度阻塞性睡眠呼吸暂停低通气综合征患者也仅有46%~83%能够长期进行持续气道正压通气治疗。事实上,在日常佩戴呼吸机过程中,因鼻黏膜无法对高速的气流有效地加温、加湿,常引起上气道干燥。约2/3的阻塞性睡眠呼吸暂停低通气综合征患者无法忍受持续气道正压通气治疗相关不良反应,如面部皮肤刺激、鼻塞、流涕、眼压增大、腹胀、幽闭恐惧症等,这极大地降低了患者的治疗依从性。但近年来随着呼吸机佩戴舒适性的明显改善、更加优化的呼吸压力技术及新兴的远程医疗技术的出现,患者的耐受性明显提高。呼气末压力释放技术基于数字式压力适应算法,可根据患者的呼气气流和预先设置的压力水平自动调节,使持续气道正压通气治疗更加舒适。智能容量保证压力支持技术能够评估患者的自主呼吸频率,然后以此频率作为智能后备频率的输入值,根据患者呼吸频率变化进行自动调整,提供更同步的压力支持。即使不同睡眠阶段患者的呼吸需求发生变化,也能维持适当的肺泡通气量。远程医疗技术是一种有前景的新型医疗模式,可提高患者的依从性及使用信心。目前最新的睡眠呼吸机可以通过无线网络实时发送患者夜间残余睡眠呼吸暂停低通气指数、施加压力变化、漏气情况、佩戴时长等信息。提高接受长期持续气道正压通气治疗的患者的依从性十分重要,应对其加强教育,增强其和家庭成员对疾病的理解,密切随访,并实时解决患者的具体问题,如选择合适的鼻面罩、加温湿化装置等,使患者获益最大化。

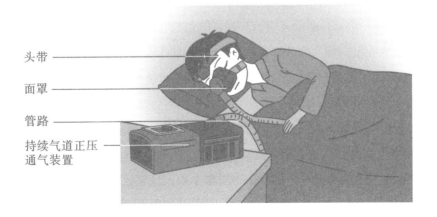

头带
面罩
管路
持续气道正压通气装置

3. 口腔矫正器

对于不能或者不愿接受持续气道正压通气治疗的轻、中度阻塞性睡眠呼吸暂停低通气综合征患者,口腔矫治器(如下颌前移装置、舌牵引器)是一个合理的选择。口腔矫治器的设计原理:使下颌骨或舌体前移,口咽软组织远离咽后壁,从而保持上气道通畅。1995 年美国睡眠呼吸学会指南推荐口腔矫正器可用于单纯性鼾症及轻度、不能耐受持续气道正压通气治疗的中重度、无手术适应证的阻塞性睡眠呼吸暂停低通气综合征的治疗。2015 年修订的口腔矫正器治疗阻塞性睡眠呼吸暂停低通气综合征和打鼾的临床实践指南并不强调阻塞性睡眠呼吸暂停低通气综合征的严重程度,推荐倾向选择口腔矫正器的患者、拒绝或不能耐受持续气道正压通气治疗的患者使用口腔矫正器作为持续气道正压通气治疗的替代方案。根据作用部位及方式的不同,口腔矫正器主要分为以下3 类。

(1)下颌前移装置:该装置是目前最常用的一种口腔矫正器,通过前移下颌实现软组织移位,进而增加气道直径。持续气道正压通气治疗和下颌前移装置在阻塞性睡眠呼吸暂停低通气综合征患者中的有效性已经得到证实,在使用持续气道正压通气治疗和下颌前移装置的中重度阻塞性睡眠呼吸暂停低通气综合征患者中,均可观察到睡眠呼吸暂停低通气指数降低、睡眠症状减少及生活质量改善。

(2)舌牵引器:舌牵引器适用于舌体肥大、舌后坠引起的上气道阻塞患者。舌牵引器和下颌前移装置均可增加患者上气道直径,与下颌前移装置相比,使用舌牵引器时患者舌前移更多,因此使用舌牵引器时上气道直径增加得更多。

(3)软腭上抬器:软腭上抬器适用于软腭塌陷产生鼾声的患者。因其作用于软腭,舒适度差,患者不易耐受,临床较少应用。

4. 药物治疗

(1)抗氧化类药物:认知功能障碍是与阻塞性睡眠呼吸暂停低通气综合征相关的突出的不良后果之一,阻塞性睡眠呼吸暂停低通气综合征患者夜间间歇性缺氧引起的一系列氧化应激反应可影响其大脑认知功能。抗氧化剂可改善部分可逆性神经认知功能障碍。维生素 C 和 N-乙酰半胱氨酸可减少氧化应激,可能成为阻塞性睡眠呼吸暂停低通气综合征的补充治疗药物。

(2)促醒药物:包括莫达非尼和阿莫达非尼,均为非苯丙胺类兴奋剂药物。研究发现,阻塞性睡眠呼吸暂停低通气综合征患者使用莫达非尼治疗可改善长期记忆。随后的随机对照试验也发现使用莫达非尼治疗 3 周和 4 周后,阻塞性睡眠呼吸暂停低通气综合征患者的反应时间和注意力测试明显优于安慰剂组。

(3)5-羟色胺受体激动剂:5-羟色胺受体激动剂能刺激突触后5-羟色胺1A受体,增加上呼吸道运动神经元表达,进而起到促进呼吸的作用。研究表明,5-羟色胺2A受体基因多态性与多种疾病有关,包括阻塞性睡眠呼吸暂停低通气综合征;5-羟色胺2A受体基因多态性降低了突触后神经元的受体数量和5-羟色胺水平,导致气道塌陷。

综上,目前尚未发现治疗阻塞性睡眠呼吸暂停低通气综合征有确定性疗效的药物,抗氧化类药物、促醒药物及5-羟色胺受体激动剂有望成为改善阻塞性睡眠呼吸暂停低通气综合征患者生活质量的药物选择,但仍需要进行更多大规模的多中心随机对照试验去证实。

5. 手术治疗

手术治疗对于解除梗阻、恢复人体正常生理状态具有重要意义。手术方案的选择因人而异,根据手术部位及方式的不同可分为鼻部手术、软腭平面手术、舌咽平面手术、上下颌骨层面手术和舌下刺激术。

(1)鼻部手术:鼻部手术主要包括鼻中隔矫正术、下鼻甲外移固定术、鼻窦炎和鼻息肉手术及鼻腔扩容手术。手术不仅可解除鼻部因素引起的上气道阻塞,对提高阻塞性睡眠呼吸暂停低通气综合征患者治疗的依从性也有一定作用。

(2)软腭平面手术:软腭平面阻塞是导致阻塞性睡眠呼吸暂停低通气综合征发生的重要原因。悬雍垂腭咽成形术被广泛用于临床。但悬雍垂腭咽成形术的临床缓解率仅为35%~53%,术后可引起窒息、疼痛、咽部不适、鼻咽反流等一系列问题。为了减少并发症、提高疗效,后期出现了一些悬雍垂腭咽成形术变形术式,包括腭咽成形术、Z形腭成形术、Z形腭咽成形术、侧咽成形术等。

(3)舌咽平面手术:舌后间隙的狭窄程度取决于舌体肥厚程度及舌体的位置,因此所有的舌咽平面手术旨在减小肥大的舌体,增大咽后壁和舌根之间的距离,改变舌体位置,从而增加舌后间隙。舌咽平面手术主要包括舌成形术、舌扁桃体切除术、舌体牵引术等。舌根舌体减容术为多平面手术的主要组成部分,是缓解患者主观症状的重要手术方法。

(4)上下颌骨层面手术:上下颌骨层面手术主要针对存在上下颌骨结构异常的患者,主要包括下颌前移术、双颌前徙术,其中双颌前徙术是迄今外科手术治疗阻塞性睡眠呼吸暂停低通气综合征疗效较好的术式之一,是存在明显颅面部畸形和多处上气道阻塞的阻塞性睡眠呼吸暂停低通气综合征患者的首选治疗方法,但存在手术创伤较大、并发症较多的弊端。

(5)舌下刺激术:舌下刺激术是一种新兴治疗方法,其通过电流刺激舌下神经,使患者在睡觉时保持舌根后气道开放,继而解除气道梗阻,主要适用于持续气道正压通气治疗不能耐受或无效且体重指数<32 kg/m^2 的中重度阻塞性睡眠呼吸暂停低通气综合征患者。美国食品药品监督管理局于2014年4月批准了名为"Inspire Ⅱ"的舌下神经刺激器用于治疗阻塞性睡眠呼吸暂停低通气综合征。

第四节　睡眠觉醒节律紊乱

你是否想过如下问题:为什么古人要日出而作日落而息? 为什么出国旅行会有所谓的"倒时差"现象? 为什么在熬夜或上夜班之后作息规律会出现紊乱? 为什么人的体温、心率、血压在一天之内会像潮水一样涨涨落落? 这些现象都是由昼夜节律控制。科学研究发现,在漫长的进化过程中,生物为了适应自然环境,逐渐形成了与太阳运行相适应的规律,这种与自然昼夜交替大致同步的生理周期性变化称为昼夜节律。雄鸡报晓、夜来香花开等自然现象均是受到昼夜节律的影响。昼夜节律就像指挥家一样,告诉人们应该什么时候起床、吃饭、活动、睡觉。

昼夜节律对人的觉醒和睡眠十分重要。研究表明,高等动物的昼夜节律中枢位于下丘脑的视交叉上核,它具有对光照的敏感性,从而产生与昼夜变化相同步的节律。破坏大鼠视交叉上核,会影响其各种内源性激素的分泌。例如,褪黑素分泌的节律性受到光照的调节;同时,褪黑素对昼夜节律也产生重要影响,其作用于视交叉上核等部位,使动物进入睡眠。

随着社会节奏的加快和科学水平的发展,现代生活中的人想要保持正常的昼夜节律,面临着诸多严峻的挑战。日光是影响昼夜节律的一个重要因素,然而人体不能区分日光和人造光。手机作为科技发展的产物,已经成为每个人的必需品,晚上使用手机等电子设备,会使人的大脑误以为是日光,从而在本该睡觉的时候无法正常产生困意。熬夜学习、通宵玩乐、上夜班也会让人的昼夜节律出现紊乱,从而使人感到疲倦,甚至影响日常的工作、生活。地球上大多数生物都是以约24小时作为1个周期发生着生理变化,当该节律被破坏时,机体可能会产生包括睡眠觉醒节律紊乱在内的多种生理功能障碍。

睡眠觉醒节律紊乱,又称为睡眠节律障碍,是指患者睡眠作息节律出现与正常节律相违背的现象,是一种持续的或反复的睡眠中断。主要原因是昼夜节律与个体的躯体环境、社交或工作时间表所要求的睡眠觉醒周期之间的错位。其睡眠的中断导致个体打瞌睡或失眠,还会引起个体心理的痛苦或导致社交、职业和其他重要功能的损害。根据相关临床特征,睡眠觉醒节律紊乱常分为以下几种类型:睡眠时相延迟型、睡眠时相提前型、不规则型、非24小时睡眠觉醒型及倒班工作障碍。

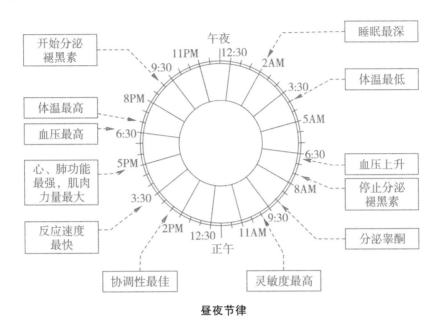

昼夜节律

(一)睡眠时相延迟型

【案例】小李是公司主管,工作繁忙,经常在正常下班后还要加班几小时才能回家,到家吃完晚饭后,小李最喜欢的事情就是上网,总是一眨眼几小时就过去了。眼看到晚上12:00了,小李还一点都没有睡意,想到第二天还要上班,她只好命令自己关机睡觉,可躺在床上又不困,不由自主地想起了工作上的事情,于是对明天的日程又做了精细的计划。不知过了多久,小李迷迷糊糊地睡着了。清晨刺耳的闹铃声将她惊醒。此时,小李感到很累、很困。按下铃声又睡着了。几分钟后,第二次和第三次的闹铃再次将她叫醒。小李只好硬撑着爬起来,梳洗打扮。看着镜子中红红的眼睛和微肿的眼睛,小李责备自己不该熬夜,发誓以后一定早睡早起。可晚上下班后,小李在该睡觉的时候仍觉得自己很有精神,仍然不肯早睡,觉得睡觉早了简直就是辜负了大好时光。结果,第二天小李依旧在镜子前看着自己的倦容后悔不已。这种情况严重影响了小李的日常工作和生活,小李到医院寻求医生帮助,医生诊断其为"睡眠时相延迟综合征"。经过一段时间的治疗,小李恢复了正常的作息,工作起来也变得特别有干劲。

睡眠时相延迟型睡眠觉醒节律紊乱,又称为睡眠时相延迟综合征,最早由Weitzman于1979年首次提出,指在24小时昼夜周期中,患者的睡眠时间较传统时间出现后移(通常超过2小时),晚上难以入睡,早上难以觉醒,不能按照社会环境的要求就寝和起床,但一旦入睡,其睡眠质量及结构均无明显异常。主要特征:①在常规理想的睡眠时间内(尤其是凌晨 2:00 以前)难以入睡;②能够在晚一些时候入睡,并可以持续正常长度的睡眠,而后自然觉醒;③该状态持续 6 个月以上,多数达数年;④对以往所有的失眠疗法治疗无效。

睡眠障碍国际分类将晚上睡眠延迟至少 1 个月作为睡眠时相延迟综合征的最低标准。睡眠时相延迟综合征的患病率在普通人群中为 0.17%,在年轻成年人中的患病率高达 7%~16%。青少年是最常见的起病年龄,对青少年的一项调查发现该年龄组患病率为 7%,30 岁以后起病罕见,某些成年患者的病史可追溯到童年。睡眠时相延迟综合征是昼夜节律紊乱性睡眠障碍中最常见的类型,在慢性失眠患者中,约 10% 为睡眠时相延迟综合征。《2019 国民健康洞察报告》指出,84% 的“90 后”存在睡眠困扰。《2018 中国睡眠指数》显示,“90 后”晚睡成习惯,47.7% 的“90 后”在晚上 11:00—12:00 睡觉,22.4% 在凌晨 1 时以后睡觉。晚睡晚起的“猫头鹰型”作息和晚睡早起的“蜂鸟型”作息占到六成以上。68% 的年轻人表示每天根本睡不够。

1.危害

睡眠时相延迟综合征的典型后果是并发不同程度职业学习和社会功能障碍(常在此时才引起重视),表现为注意力不集中、行动迟缓等。虽然患者其他社交和精神功能完好,但有许多患者的家庭、同事或上级渐渐认为患者在商务活动或者学校表现懒惰、被动或患有精神病。睡眠时相延迟综合征是否直接引起抑郁症或者抑郁症引起睡眠时相延迟综合征,目前还不清楚,但许多患者恢复正常睡眠后常感到绝望和失望。慢性使用镇静药物或者滥用酒精为某些病例的伴发症状。

2.原因

人类在进化过程中形成了与太阳运行相适应的日节律,这一节律稍长于 24 小时。这一节律每天都重新调整,使它变短一些,让睡眠和觉醒在时间上同地球自转和社会生活的 24 小时周期保持一致。睡眠时相延迟综合征患者难以把后推的睡眠时间提前到较早的时间,因此他们每天的睡眠时间逐渐向后推移。

睡眠时相延迟综合征的发病机制尚不明确,目前有几个原因可以暂时解释为什么睡眠时相延迟综合征患者不能将睡眠时相提前。①正常个体在接触 24 小时的光/暗周期后可以将内部周期缩短至 24 小时。然而,有些人可能不能将内部周期缩短至 24 小时。早醒会导致第二天睡眠时相提前,晚睡会延迟整个睡眠时相。对于引起入睡延迟的一过性原因(如深夜学习、夜班工作),具有正常时相反应能力的人在几天内即能解决,但患者的时相再设定能力则明显不足。患者的睡眠觉醒周期一般不少于 24 小时,常不可避免地增加 1~2 小时,如周末睡懒觉以弥补平时的睡眠不足,这样便进一步延迟了睡眠时相,使得本来异常的睡眠觉醒节律更难恢复正常。有些健康年轻人的节律周期可达25.5 小时或更长,这可能是年轻人喜欢晚睡的生物学基础。②接触的外部时间信息不足。日光太暗、户外活动太少和墨镜使用过多都可能导致时间信息的不足。此外,个体因为某些原因不能利用周围环境的时间信息,如双目失明或身体对环境的光/暗周期反应不足。③睡眠时相延迟综合征偶尔也可能与精神疾病有关。抑郁症患者的睡眠障碍虽然以早醒为特征,但也延迟入睡。④患者对于光照刺激的反应能力异常,表现为对夜间光照刺激敏感度增强或对白天光照刺激反应降低。⑤遗传因素在发病中起到一定作用。据统计,大约40%的睡眠时相延迟综合征患者有家族史,为常染色体显性遗传,致病基因有 *hPer3* 和 *Clock*。⑥社会压力、睡眠内环境稳态调节的变化等。青春期睡眠时相延迟综合征患病率增加可能是生理和行为因素共同作用的结果。

3.临床表现

病程可持续超过 3 个月,伴间歇性加重,起病原因各不相同,其症状通常开始于青春期或成年人早期。症状的严重程度可随年龄增长而减轻,常因需要早起工作或上学而加重。患者通过改变其工作时间表以适应其延迟的昼夜睡眠和觉醒时间,症状可得到缓解。

具体临床表现如下。

(1)入睡晚:患者在常规的上床时间难以入睡,一般延迟到凌晨2:00—5:00。即使提早上床就寝,也要至自己长期形成的入睡时刻才能入睡。

(2)起床晚:患者一旦入睡就睡得很深,常一觉睡至天亮,但是早晨不能在传统的起床时间醒来,闹钟也常叫不醒,经常发生上班或上学迟到。

(3)日间思睡:为了满足社会或职业的需要,患者通常在早晨被强制性唤醒起床或上班,导致睡眠时间缩短,白天出现打瞌睡、疲乏无力、精力不济等睡眠不足的表现,进而影响工作效率。日间的思睡程度,主要取决于睡眠丧失的程度。日间思睡在早晨最明显,下午逐渐减轻。白天可有情绪不稳、易激惹症状,学习与工作能力下降。

(4)周末或节假日起床更晚:由于不受工作日作息时间表的限制,患者可以在周末或节假日按其固有的睡眠觉醒节律进行睡眠,加之为弥补工作日的睡眠不足,往往起床更晚。患者经过其正常长度的睡眠时间后,自然醒来,并感觉恢复良好。

(5)慢性病程:病程至少持续 3 个月,多数有数年的病程。

(6)晚上工作效率高:患者在傍晚和夜晚精力好,注意力集中,学习和工作最富成效。

(7)治疗效果较差:各种镇静催眠药和心理行为治疗效果较差,而且可能加重症状,使病情复杂化。有些患者可为此出现药物依赖。

4.干预措施

对于睡眠时相延迟综合征,治疗上要建立提前的睡眠觉醒节律,避免其时相的延后。目前西医治疗方法主要是时间疗法、光照及褪黑素疗法,且时间疗法、光照、褪黑素疗法联合使用是最有效的方法。

(1)时间疗法:时间疗法是一种行为治疗。在进行时间疗法治疗时,将患者每天上床睡觉的时间递增性地延迟3小时,一直到患者获得期望的入睡时间为止,然后固定此入睡时间不变。在实施治疗时,患者要尽量克服打瞌睡,也应避免环境中有关自然时间的各种提示。因此,最好住院实施时间疗法。时间疗法可能是目前治疗睡眠时相延迟综合征的最有效方法。

(2)光照:亮光对人的生物节律时相是有影响的,清晨使用亮光,傍晚避免亮光可使睡眠时相提前,可能对患者有一定疗效。患者在睡前应尽量避免光照,而在体温最低时刻之后给予1~2小时的光照,可以使患者的体温节律、睡眠时相提前。

(3)褪黑素疗法:褪黑素是松果体分泌的"黑暗信号",在恰当时间使用褪黑素可以改变睡眠周期,促进机体进入睡眠状态,大量随机对照试验已证明在晚间入睡前5~6小时服用褪黑素能有效使睡眠时相提前。多导睡眠监测显示,患者服用褪黑素后睡眠潜伏期可显著缩短,睡眠结构不受影响,治疗期间患者晨醒后清晰度显著提高,可显著改善生活质量。

(4)中医治疗:尽管时间疗法很有效,但实践操作性不强,而褪黑素的治疗周期、剂量、给药时间没有统一标准,其不良反应有头痛、恶心、心血管疾病的恶化等,所以也不是作为治疗睡眠觉醒节律紊乱的常规用药。近年来研究发现,针灸、推拿治疗失眠及睡眠觉醒节律紊乱有较好的疗效,且副作用小。

(二)睡眠时相提前型

【案例】美国《国家地理杂志》2005年3月30日报道,49岁的布鲁克患有一种被称为睡眠时相提前综合征的疾病。她每天下午5:00—7:30就要上床睡觉,并且会在第二天凌晨起床,和世界上绝大多数人的睡眠觉醒节律都不相同。这种综合征导致的最终结果是让她感觉非常孤单,因为没有人愿意在凌晨3:00参加聚会。所以,她只能靠静静地整理房间、准备早餐或者干脆抱着一本书独自度过这段漫长的时光。

睡眠时相提前型睡眠觉醒节律紊乱,又称为睡眠时相提前综合征,特征性表现为睡眠觉醒时间早于期望的或常规的时间数小时,持续性的早睡和早醒。在中年人中的患病率约为1%,在老年人中的患病率更高。患者可有睡眠时相提前的家族史。这种"家族型"呈常染色体显性遗传模式,症状的出现可能较早(儿童期或成年人早期)。病程持续,症状的严重程度可能会随着年龄增长而增加。美国加利福尼亚大学神经学教授Louis通过对一家睡眠障碍诊所近10年的数据进行评估,计算出睡眠时相提前综合征的患病率为0.33%,家族性睡眠时相提前综合征的患病率为0.21%,幼发性睡眠时相提前综合征则多为家族性。这也就意味着,每300名受睡眠问题困扰前往诊所的患者中,即有1人患有睡眠时相提前综合征。

1. 危害

患者社交活动受到一定程度的负面影响,傍晚驾车出现打瞌睡甚至睡着,存在潜在危险。有些患者因为不当使用镇静催眠药或促觉醒药物而出现一些物质依赖。

2. 原因

睡眠时相提前综合征很少引起临床注意,目前尚未发现其有特殊的解剖或生化、病理的异常。午后或傍晚接触光照减少,或由于觉醒而接触清晨的光照,通过昼夜节律提前可能增加睡眠时相提前综合征的发病风险。在"家族型"中,内源性昼夜节律周期的缩短可能导致睡眠时相提前,尽管昼夜节律周期似乎并不随年龄的增长而缩短。

3. 临床表现

睡眠时相提前综合征是以难以控制的长期的早睡和早醒为临床特征。起病通常在成年晚期,病程持续且超过3个月,老年人更常见。患者主诉傍晚不能保持清醒,或凌晨早醒,或两者皆有。与其他睡眠障碍不同,睡眠时相提前综合征患者是经过正常长度的良好睡眠后才出现早醒。在清醒期间,患者无严重的情绪紊乱,无思睡感,也不影响日间的社会功能。但在傍晚总需要比常规时间早得多的时间进行睡觉,而使傍晚活动减少。典型的患者在晚上6:00—8:00(一般不超过9:00)即入睡,在凌晨1:00—3:00(一般不迟于5:00)醒来。即使患者努力将睡眠往后延迟,但睡眠开始和觉醒的时间仍不能改变。

4. 干预措施

睡眠时相提前综合征的病例报道较少。由于该病属于极端的早睡早起型,故与睡眠时相延迟综合征相比,多不导致社会性障碍。Moldofsky等报道了1例患者在采用每2天提前3小时的时间疗法后睡眠时相基本恢复正常。

睡眠时相提前综合征的治疗方法包括时间疗法、光照和褪黑素疗法。

(1)时间疗法:时间疗法是早期的治疗方法之一,属于行为治疗,每2天将入睡时间提前3小时,连续进行直到睡眠时间移到与自己意愿的较晚的上床时间相一致。例如,如果患者一般是晚上8:00上床,在治疗第一天提前至下午5:00上床,第二天下午

2:00上床,以此类推,一直达到合理的上床时间。由于受到行为习惯的限制,这种治疗方法的临床疗效有限。

(2)光照:最常用的治疗方法是在晚上定时进行亮光暴露治疗,通常在晚上7:00—9:00进行。亮光可能对本病具有潜在治疗价值,尤其是本病的有些成分在老年人的睡眠中有所表现。在健康正常人群,定时光照对诱发出的时相转换的方向和程度有直接影响,睡眠时相提前综合征患者应该在傍晚进行光疗,以使睡眠期出现延迟。有关研究显示,亮光暴露可以改善睡眠效率,延迟昼夜节律时相,但患者常不能够按要求进行维持治疗。

(3)褪黑素疗法:褪黑素可以在早上使用治疗早醒,理论上可以使睡眠时相延迟。但由于褪黑素的催睡作用,其治疗本病的作用受到限制。

(三)不规则型

【案例】张大爷患上了阿尔茨海默病,吃饭、活动等有人照料倒也没什么问题,可是晚上总是睡不着。睡不着时他就在房间里走来走去,导致老伴也难以入睡。白天好不容易睡着了,但也只睡一两小时,而且没什么精神,总打瞌睡,有时候正和老伴聊着天呢就睡过去了,感觉一天天的除了等着睡觉就什么事也干不了了。可是医生建议张大爷多活动,以防止阿尔茨海默病恶化。家里儿女为了父母的晚年幸福生活,决定带张大爷到医院好好看一下睡眠问题。医生听完介绍后解释,张大爷可能是不规则型睡眠觉醒节律紊乱。在医生建议下,经过一段时间的治疗,张大爷的症状有了明显缓解。

根据夜间失眠症状和日间过度困倦的病史,此疾病特点是缺少明确的睡眠觉醒节律,没有主要的睡眠周期,24小时的睡眠和觉醒周期是片段化的,睡眠至少被分为3个周期。最长的睡眠周期倾向于出现在凌晨2:00—6:00,通常少于4小时。患者通常表现为孤僻和自闭,缺少维持正常睡眠觉醒模式的外部刺激,如光照和结构性的日间活动。患者白天经常打盹。不规则型睡眠觉醒节律紊乱最常见的是与神经退行性病变有关,如重度神经认知障碍(阿尔茨海默病、帕金森病、亨廷顿舞蹈症等),以及儿童期神经发育障碍。不规则型睡眠觉醒节律紊乱常见于严重弥漫性脑功能损害的住院患者,普通人群极少患病。起病年龄取决于脑功能损害发生的时间,尤其多见于老年人,男女发病的比例未见详细报道。

1.危害

(1)加重原有的躯体疾病:本病在长期卧床的老年人中常见,由于丧失了睡眠觉醒节律,患者在夜间失眠可能导致焦虑,如果有一定的脑器质性疾病,出现精神症状(如幻觉、妄想)的风险增加,并可加重原有的躯体疾病,同时也给照料者带来非常大的负担和困扰。精神苦恼和长期顽固的失眠可能使患者处于对睡眠的恐惧中而不能自拔。

(2)精神心理改变:本病可能造成精神心理的改变,如心境异常(抑郁症候群)及认知功能减退,久而久之对患者的日常生活及工作产生严重的影响。

2. 原因

由弥漫性脑病引起的不规则型睡眠觉醒节律紊乱,可能是内源性生物节律定时系统或接受定时系统输出、管理睡眠和觉醒的系统损害,或是两者共同损害的结果。对无神经系统疾病的患者,推测可能是由于其本身不能适应常规的社会和环境时间线索,出现频繁的夜间失眠和日间瞌睡。弥漫性脑功能障碍是主要的易患因素,尤其当患者生活作息缺乏规律时。无认知障碍时,长期卧床和经常打盹是该病的易患因素。本病可与慢性抑郁并发,也可见于独居的无职业者。神经退行性病变并发本病时,常有家族遗传倾向。

3. 临床表现

不规则型睡眠觉醒节律紊乱的主要表现为夜间失眠和日间瞌睡、疲劳等。患者完全丧失了睡眠与觉醒的时间规律性,以间歇发作性的杂乱无章的睡眠和觉醒行为变化为主要特征。患者的主睡眠期被分成几个短睡眠期,可在一天中的任何时刻出现瞌睡,但在24小时中的累积睡眠量基本正常。患者夜间入睡和睡眠维持困难,日间频繁打盹。与其他睡眠觉醒节律紊乱不同,本病患者睡醒的时间每天不一样。此模式很像新生儿,当然其睡眠所占比例要相对少很多。本病呈持续性病程,镇静催眠药对本病效果常不理想。

4. 干预措施

(1)行为治疗:行为治疗是不规则型睡眠觉醒节律紊乱的基本治疗方法。限制患者白天打盹的次数和长度,尽量使患者在常规的睡眠时间睡觉,逐渐重建规则的睡眠觉醒周期,要求照料者督促患者严格遵守既定的睡眠觉醒时间表,在规定的清醒期必须保持清醒。

(2)光照:在晚上7:00—9:00进行光照,可能减少患者的夜间活动,改善睡眠觉醒周期。

(3)褪黑素疗法:服用褪黑素可能会改善患者的睡眠觉醒模式。

(四)非24小时睡眠觉醒型

【案例】一位叫迈克尔的英国男子从小学六年级的时候就开始发现自己不对劲了,他总是在半夜醒来,然后就难以入睡;即使再次睡着,差不多每半小时就会醒来;早上去上学头总是昏昏沉沉的,就像喝了酒或吃了镇静催眠药。他睡眠时间每天都会提前或推迟一些,有时半小时,有时1小时,日复一日,年复一年。很快这种状况就对他产生了巨大影响:他从一个酷爱运动的阳光少年,变成了人们眼中的"瞌睡虫",总是睡眼惺忪,似乎随时都在准备入睡。1年后,迈克尔变得孤僻起来,退出了社交圈,并因经常睡眠不足而导致肌肉无力、浑身酸痛、无法集中注意力,从一个对生活充满热情的人变成了一个整天无精打采的人。其间家人带迈克尔去看了很多医生,但都无法找到病因,医生总说这是身体成长中遇到的问题,长大后就会消失,但长大后这种情况并没有消失。大二的时候他不得不退学,退学后找了一份办公室工作,但坚持几个月后又不得不放弃了,因为他早上没办法起床。之后他去工厂上夜班,但仍然疲惫不堪,甚至差点倒在传送带上,最后不得不放弃工作。2019年,在不正常地生活了27年之后,医生终于诊断迈克尔不是懒,而是得了病,他患上了一种叫作非24小时睡眠觉醒综合征的疾病,他的生物钟是26小时,而不是正常人的24小时。

非24小时睡眠觉醒型睡眠觉醒节律紊乱,又称为非24小时睡眠觉醒综合征,患者每天的睡眠始发和觉醒时间出现长期恒定的提前或延迟1~2小时。视交叉或者交叉前视结构的各种病变,以及失明的患者都可能会出现非24小时睡眠觉醒综合征。这类患者的生物钟不是24小时,而是少于或长于24小时,一般是长于24小时。有长十几分钟的,也有长半小时或1小时的,有的甚至长达2个多小时。患了这种病的人,到了该睡觉的时候,还是很清醒,即使上了床,也是辗转反侧,无法入眠。最痛苦的是,身体每天都要推迟相同的时间入睡,一直到早上甚至下午才能正常入睡,然后又开始下一个周期的循环。本病的患病率在无视力障碍的个体中比较罕见,但是在失明患者中,患病率估计为50%,本病多见于先天性盲童和中年盲人。

1.危害

患者睡眠觉醒周期的不可预测性导致患者不能上学或维持稳定的工作,继而可能潜在地增加社会孤立。这种睡眠障碍的极端形式是一种无形的残疾,它可能使人极度衰弱,因为患本病的个体的睡眠觉醒周期与大多数社会和职业时间相冲突。

2.原因

眼睛失明是本病发生的基础,明暗周期通过视网膜作用于下丘脑视交叉上核,这是人和低等动物24小时时间信息的主要来源。失明剥夺了内源性生物节律定时系统的关键信息,尤其是在合并其他脑部疾病的时候。原本视力正常者患上视交叉上核肿瘤后导致视力丧失,也可以发生本病,同时患者有明显的人格障碍。这样的患者可能是有意无意的无视时间线索引起的,目前还不清楚是否存在家族遗传的倾向。患者失眠或过度疲倦,与24小时光暗周期和内源性昼夜节律之间同步化异常相关。

3. 临床表现

患者通常表现为周期性失眠、过度困倦,且与短的无症状期交替。开始于无症状期,当患者睡眠时相与外界环境一致时,睡眠潜伏期逐渐延长,主诉为入睡困难。随着睡眠时相继续后移,以至于睡眠时间是在日间,患者难以保持日间觉醒,主诉为嗜睡。这种睡眠觉醒周期与 24 小时的环境不同步的模式,伴持续的每日入睡和觉醒时间的漂移,通常是越来越晚(长期恒定地延迟 1~2 小时)。

4. 干预措施

(1)光照:美国睡眠医学会建议,对于视力正常的患者,光照是一种可选的治疗方法。定时日夜光照可使患者恢复正常的昼夜节律,每天光照时间为 2~3 小时。

(2)药物治疗

1)维生素 B_{12}:美国睡眠医学会将维生素 B_{12} 作为非 24 小时睡眠觉醒综合征的一种治疗方法,但支持其使用的临床证据目前尚存在争议,几乎没有理论依据支持其有效性。

2)褪黑素疗法:美国睡眠医学会推荐对盲人和视力正常的患者均采用褪黑素治疗。已有病例报道和小规模临床研究证实了褪黑素的疗效,推荐褪黑素的使用剂量为 3 mg。

(五)倒班工作障碍

【案例】小强毕业后经同学介绍到一家纺织厂工作。因工作需要,小强每 3 周就有 1 周必须上大夜班(晚上 11 时至次日晨 7 时)。今天是星期日,小强刚好上完 1 周的大夜班轮到休假。但是小强哪里也不想去,每次上完大夜班,他就会觉得全身疲惫不堪,只想好好睡一觉,而且最近上腹部常会疼痛。医生诊断小强为倒班工作障碍,因此除了吃药治疗胃病外,主要是注意作息规律,避免恶化。小强为了自己的身体健康,终于狠下心辞了工作,并找了一个不需要上夜班的工作。之后小强胃病逐渐好转,精神面貌也好了很多,再也不觉得浑身疲惫了。

倒班工作障碍是指与倒班工作时间表有关的在主要睡眠周期中失眠和/或在主要觉醒周期中过度有睡意。患者有规律性的在早上 8 时至下午 6 时日间窗口之外的工作史(特别是在晚上),持续工作时过度困倦,在家时睡眠节律明显紊乱。当患者换为日间工作时间表时,症状消失。本病患病率为 2%~5%,可发生于任何年龄,但常见于 50 岁以上的个体。在工业化社会,超过 20% 的工作者从事需要倒班的工作,夜间工作者总数占人群的 2%~5%,遍布各个行业,如环卫、餐饮、安保、医护、警察、工程、司机等。从中国的夜间灯光地图可以看出,越是东部经济发达城市,倒班工作现象越普遍。如果破坏性的工作时间持续,睡眠问题通常会随着时间的推移而恶化。

1. 危害

本病会导致警觉性降低,清晰度下降,精神不振,社交及职业执行能力下降,易激惹,情绪低落、高兴不起来,自主神经功能紊乱,消化道功能紊乱(便秘/腹泻),内分泌功能受损(肥胖/长痘),流产,药物依赖,危及个人及公共安全。由于患者工作外的大部分时间都用于睡眠,故家庭及社会活动受到影响,社会关系被削弱,夫妻关系变得不和谐。

2. 原因

本病不是由单一因素引起,而是生物节律变化、睡眠障碍、社会和家庭问题等多种因素相互作用的结果。生物节律因素是倒班应对能力的主要决定因素。

3. 临床表现

患者的主要睡眠期通常出现于早晨(6:00—8:00),不能保持正常的睡眠时间,睡眠时间减少1~4小时,其中主要是快速眼动睡眠和非快速眼动睡眠2期睡眠减少,主观上也感到对睡眠不满意,情绪不稳定,易激惹。患者不仅在工作时警觉性下降,工作和生活质量下降,甚至产生安全隐患,也可能有出现物质依赖、抑郁和躯体疾病的风险。

4. 干预措施

在保证良好睡眠卫生的条件下,调整与倒班工作相适应的昼夜节律,提高工作时的警觉性、执行力及安全性,改善睡眠和整体生活质量。解决倒班不适的对策有以下几项。

(1)行为指导:患者最好更换工作,调整睡眠时间,保持睡眠卫生,避免药物滥用。

1)改变排班模式:最好是采取"早班—正常班—晚班—夜班—休息—早班"模式,此模式有助于提高患者对倒班的适应性,减轻临床症状。

2)有计划的小睡:晚班或者夜班工作前合理安排小睡补充睡眠,这样可以增加工作期间的警戒性,减少工作期间瞌睡导致的失误与偏差。具体办法:工作前2~3小时小睡1~2小时,或上班期间小睡20分钟,可同时合理饮用含咖啡因的饮品。

(2)定时光照:夜班工作者工作期间应该接受大量光照,下班后要避免光照(可在下班路上戴墨镜),到家后及时睡觉。

(3)药物治疗:①日间睡眠期间可以服用褪黑素类药物,以改善睡眠质量及睡眠持续时间;②服用镇静类药物,包括艾司唑仑、阿普唑仑等苯二氮䓬类药物,以及佐匹克隆、右佐匹克隆、扎来普隆等非苯二氮䓬类药物,但要注意药物依赖等不良反应;③服用莫达非尼等促醒药物,以保证工作时的警戒性,避免生产事故的发生。

第五节　不宁腿综合征

【案例】小红从十几年前开始于晚上11时左右出现双下肢不适,感觉双下肢就像有蚂蚁在爬,难以忍受,严重影响了睡眠,常辗转反侧,难以入睡,只有拍打双腿或下床走动等才能使腿部不适感减轻,并继续入睡。起初为间断发作,多于每年冬季出现。之后病情加重,每晚刚要入睡时即出现双下肢不适,并伴有双下肢抖动、心烦、胸闷,拍打、揉按双下肢等方法均无法改善症状,必须下床不停走动才能使不适感减轻。开始只是晚上难受,慢慢地发展成白天也难受。白天上班干活还不觉得,但不上班闲在家里就明显感觉小腿不舒服。她多次到各大医院就诊,CT、磁共振成像(MRI)、心电图、脑电图什么的全都检查过了,都无明显病症,最终医生诊断她为不宁腿综合征。

不宁腿综合征是通常在坐姿或夜间睡眠时出现的双下肢极度不适感,促使肢体进行活动,并在活动后缓解的一种睡眠障碍。这种肢体不适感的性质往往难以准确描述,有的患者描述是"不是痛不是痒,但似乎是又痛又痒""说不清什么性质"的感觉。不适感的部位不是皮肤表面,而是肌肉深部,但患者往往不能确切定位,病情较重的患者会用"骨头缝里"来形容不适感发生的部位在肢体深部。这种不适感一旦出现,一般会逐渐强烈,直到几乎不能克制地要活动肢体,并在活动后立即获得不同程度的缓解或暂时消失。在一些严重的患者,不适感可伴有其他性质的感觉异常如疼痛。不宁腿综合征最典型的表现是下肢受累,但上肢受累也常见,累及全身大关节(如髋关节、肩关节)的情况亦可见到。

不宁腿综合征在人群中较常见,综合不同地区、不同人种的流行病学调查数据,人群终生患病率为0.01%～25.00%,欧洲估计在10%左右,东亚地区则为0.1%～2.0%。不宁腿综合征可于任何年龄起病,其中12%的患者在10岁前起病。欧洲和北美采用国际不宁腿综合征研究组(IRLSSG)的诊断标准进行流行病学调查,一般人群不宁腿综合征患病率为7.2%～11.5%。日本研究人员采用自制问卷方式调查,不宁腿综合征患病率为5%。我国不宁腿综合征的患病率为2%～10%。本病在任何年龄均可发病,以中老年人常见。患病率随年龄增长呈上升趋势,严重病例多见于老年人,男女患病比例约1:2。该病是一种较常见的疾病,其发病率远远高于其他神经系统疾病,如多发性硬化、帕金森病、阿尔茨海默病。因临床医生对不宁腿综合征的认识不足,故本病容易被长期漏诊、误诊,被归因为失眠、应激、肌肉痛性痉挛、关节炎、老年心理障碍等。

（一）危害

1. 睡眠障碍

因为晚上要不停地动腿,导致患者入睡困难,并且导致觉醒次数增加,所以总睡眠时间缩短。

2. 影响精力和体力的恢复

患者晚上睡不好,导致第二天昏昏欲睡、头脑不清醒,做什么都没有精神。

3. 情绪改变

患者会出现焦虑、抑郁情绪,爱生气、发脾气,做事没有耐心,说话容易冲动,对什么都没兴趣。

4. 认知功能下降

患者睡眠不好,导致白天对记忆力的巩固出现问题,出现记忆力下降、注意力不集中。

5. 影响日间功能

患者睡眠不好,白天昏昏欲睡、情绪改变、爱冲动、没有耐心,导致患者工作能力、生活能力、社交能力下降。

（二）原因

不宁腿综合征可能是潜在的遗传因素和/或环境因素共同作用的复杂疾病,目前认为不宁腿综合征属于中枢神经系统疾病,具体病因尚未完全阐明。不宁腿综合征分为遗传性、特发性和症状性。大多数为特发性或病因不明。50%以上不宁腿综合征患者有家族史,呈常染色体显性遗传,$BTBD9$、$Meis1$、$MAP2K5$、$LBXCOR1$ 等基因可能与此病有关,儿童期发病者多有家族史。症状性不宁腿综合征可能与铁缺乏有关,铁缺乏对不宁腿综合征具有重要影响。65%的患者脑脊液中铁含量减少而转铁蛋白增加 3 倍以上。缺铁引起不宁腿综合征的可能机制是影响多巴胺能神经元的代谢,铁是酪氨酸羟化酶的辅酶和多巴胺 D_2 受体的辅助因子,该酶控制酪氨酸代谢特别是线粒体中的氧化代谢,从而影响多巴胺的合成。铁摄取障碍,可使脑黑质多巴胺能神经元受损,从而影响多巴胺系统功能。缺铁时不宁腿综合征症状明显加重,口服铁剂症状明显减轻,如见于孕妇和缺铁性贫血、尿毒症患者。孕妇不宁腿综合征发病率增加可能与缺铁有关。多发性神经病、类风湿关节炎、脊髓病变、甲状腺功能亢进症或甲状腺功能减退症、帕金森病、2 型糖尿病、多发性硬化等合并不宁腿综合征常见,其间是否存在病理生理联系尚不清楚。抗精神病药物(吩噻嗪、锂剂、三环类)、多巴胺受体阻滞剂、咖啡因等也可引起不宁腿综合征。

(三)临床表现

1.症状

(1)部位:发生于下肢的一种自发的难以忍受的痛苦的异常感觉,以腓肠肌最常见,大腿、足部或上肢偶尔也可以出现,通常为对称性。

(2)异常感觉:下肢深部或骨头内有撕裂、蠕动、刺痛、烧灼感、瘙痒感。持续数秒或1分钟,反复发生。患者往往形容"没有一个舒适的地方可以放好双腿",有一种急迫的强烈要运动的感觉。

(3)强迫性动作:患者被迫踢腿、活动关节或者按摩腿部,并导致过度活动。休息时出现症状,活动可以部分或者完全缓解症状。严重者要起床不停地走路方可缓解症状。一夜发生数次,具有典型的昼夜规律,多出现在晚上,发作高峰在午夜与凌晨3时之间。失眠是其必然的结果,对患者的精神状态、认知功能及生活质量产生不良影响。本病呈慢性病程,可长达数十年,病程中波动明显,多为良性过程。

2.实验室和辅助检查

实验室和辅助检查的主要意义在于排除继发性不宁腿综合征。血常规及血清铁、铁蛋白、叶酸、维生素 B_{12} 检查可了解患者是否存在缺铁性贫血或巨幼细胞贫血;肌酐检查可了解患者是否存在肾衰竭;甲状腺功能检查可了解患者的甲状腺功能是否异常。不宁腿综合征临床诊断:多导睡眠图可记录睡眠中下肢异常运动的肌电位变化及可能出现的睡眠潜伏期延长、夜间觉醒次数增多、睡眠率下降等特征。在不宁腿综合征患者中,合并周期性肢体运动障碍的比例可能在80%以上,多导睡眠监测可以提供支持诊断的重要依据,并可排除合并的其他睡眠障碍,如睡眠呼吸障碍等,以及辅助评估病情严重程度。脑影像学检查、脑电图检查对需要排除某些脑器质性病变的患者是有帮助的。神经系统检查无异常,偶可发现糖尿病性或尿毒症性周围神经病变等。此病无特异性实验室检查,可明确继发性不宁腿综合征的病因。

(四)干预措施

1.非药物治疗

非药物治疗包括疾病知识健康教育,良好睡眠卫生习惯指导和教育,戒烟、酒、咖啡,避免使用可能加重不宁腿综合征的药物,规律适度运动等。一般治疗包括改善睡眠卫生习惯、建立规律的睡眠模式、避免接触影响睡眠的因素(如酒精和咖啡)、适度运动、松弛疗法、按摩、生物电反馈等。

2. 药物治疗

如何选择药物取决于不宁腿综合征是原发性、继发性及是否由缺铁引起。如果缺铁则需要补铁,可无须服用多巴胺能药物。需要多巴胺能药物治疗的患者,选择药物时要充分考虑不宁腿综合征症状的出现频率和时间,根据症状预计出现的时间适当提前服药。由于绝大多数多巴胺受体激动剂起效缓慢,因此必须在不宁腿综合征症状出现前至少1小时服用。

(1)间歇性不宁腿综合征:可以在症状预计出现之前临时服用治疗药物。可选用的药物有多巴丝肼或卡左双多巴控释片、轻中度阿片类药物、镇静催眠药、小剂量多巴胺受体激动剂。

(2)频发(每天都出现)不宁腿综合征:需要每天用药。多巴胺受体激动剂是目前治疗这种类型不宁腿综合征的首选,其次为加巴喷丁、轻中度阿片类药物、镇静催眠药。

(3)顽固性不宁腿综合征:可换用另一种多巴胺受体激动剂、阿片类药物或加巴喷丁,或添加另一类药物与多巴胺受体激动剂联用,也可考虑"假日疗法",以及高效阿片类药物如美沙酮 5~40 mg/d。

3. 特殊不宁腿综合征的治疗

(1)缺铁:血清铁蛋白<45 μg/L提示需要补铁。推荐在两餐间服用硫酸亚铁325 mg和维生素 C 250~500 mg,每日 3 次。最近有研究尝试静脉补铁治疗不宁腿综合征,但目前仍处于试验阶段。

(2)孕妇:孕妇容易出现叶酸和铁缺乏,需要及时补充。因为不宁腿综合征症状可能导致孕妇出现睡眠障碍,增加早产、难产等并发症的发生风险,但考虑孕妇应用任何药物都需要非常审慎,因此,需要与患者及家属充分沟通,仔细权衡后再决定是否应用控制不宁腿综合征的药物。

(3)尿毒症:在合并尿毒症的不宁腿综合征患者中,肾移植可以缓解其症状,但透析却不能,仍然需要针对不宁腿综合征给予对症治疗。

(4)儿童:很少有不宁腿综合征的患儿需要接受药物治疗,所以一直缺乏治疗儿童不宁腿综合征的临床试验结果。一般而言,治疗应该先从改善睡眠习惯、限制摄入含咖啡因的饮料等开始。如果患儿症状仍然无显著改善,多巴胺能药物(复方多巴制剂和多巴胺受体激动剂)可改善儿童的症状。

（5）其他：准备乘坐飞机或开车长途旅行的患者，尤其适合使用复方多巴制剂，如普拉克索或罗匹尼罗。70%～90%的患者对多巴胺受体激动剂疗效良好，因此这类药物常是首选用药，尤其是那些发作频率较高的患者。罗替戈汀贴剂具有缓释作用，对白天也有症状的患者或凌晨反跳的患者可能是不错的选择。但多巴胺受体激动剂可能会有恶心、嗜睡、头痛、头晕、低血压、水肿等不良反应。部分患者可能会有病理性赌博、过度购物、性欲亢进等冲动控制障碍症状。另外，抗癫痫药物（如加巴喷丁、卡马西平、普瑞巴林等）对部分患者有一定疗效，尤其是在多巴胺能药物疗效不佳、无效或者患者不能耐受不良反应时可以选用或合用。其他药物，如替马西泮(羟基安定)、氯硝西泮、唑吡坦对部分患者有一定疗效。对部分严重的难治性患者及对多巴胺受体激动剂无效的患者，阿片类药物如可待因、氢可酮、美沙酮、羟考酮、曲马多等可能有较好的疗效。部分患者可能会出现便秘、尿潴留、瞌睡、认知改变。少数情况下可以出现呼吸抑制，大剂量的半衰期短的阿片类药物可能导致药物依赖。

另外，在不宁腿综合征治疗过程中，还要识别和正确处理患者的焦虑、抑郁情绪。

第六节　睡惊症

【案例】小红这些天愁容满面，因为自己5岁的儿子睡着后突然坐起、尖叫、哭喊、双目睁大直视；有时候还自言自语，她却听不懂儿子在说什么；严重的时候儿子甚至下床行走，神情十分紧张、恐惧，而且呼吸急促、心率加快、面色苍白、出汗，但对周遭事物毫无反应，数分钟后缓解，像没发生过一样继续入睡。虽然儿子第二天依旧能正常上学，也没有什么特殊不适，但爱子心切的她还是决定带儿子去医院看看。医生听完小红的介绍后，解释说这种病叫作"睡惊症"，也叫"夜惊症"。发作时患者是很难被叫醒的，即使被叫醒也显得意识不清，且完全回忆不起来发生了什么，有时会表现出害怕情绪。本病一般对儿童没什么影响，且随着年龄的增大，症状会逐渐消失，小红这才放心了。

睡惊症，又称为夜惊症，是一种常见于儿童的睡眠障碍，是指突然从睡眠中觉醒，突然惊叫、哭喊，伴有惊恐表情和动作，以及心率加快、呼吸急促、出汗、瞳孔扩大等自主神经兴奋症状。其内容往往反映过去恐惧的情感体验，当时意识呈朦胧状态，常与睡行症并存，且可同时发作。睡惊症患儿对发作的情况可有部分记忆，发作内容往往是过去恐惧感的体验，常有家族史。例如，有的小孩儿因房屋失火，在火场中被救出，以后梦境中常出现失火的场面，反复发作睡惊症。睡惊症多发生在入睡后半小时内，最迟不超过2小时。本病在学龄前儿童中多见，青春期前其发作频率逐渐减少直至消失。本病多发生于4~7岁儿童,男童发病率高于女童,症状多在青春期自行消失。儿童睡惊症发病率约为3%,成年人约为1%。

(一)危害

儿童的神经系统处于发育阶段,睡惊症导致的睡眠质量下降会影响患儿体内的激素水平,抑制神经系统发育,严重时会导致患儿智力下降。

由于夜晚总是睡不踏实,所以睡惊症患儿在白天时没有精神,也不想说话。长此以往,患儿会变得孤僻,不愿与人交往,甚至出现抑郁倾向。

(二)原因

小儿睡惊症可能与以下几个原因有关。

1. 大脑发育尚未健全

中枢神经系统的抑制部分,尤其是控制睡眠觉醒的大脑皮质发育的不成熟,对儿童的睡眠有一定的影响。这是儿童正常生理发育的自然现象。如果儿童睡惊症发作的情形不很明显或偶尔发生,父母则不必过分在意。随着儿童的成长,身体各部分发育逐渐成熟,症状就会逐渐消失,这种状况是一过性的。

2. 心理因素

家庭矛盾冲突、与父母分离、家中意外事故、学习紧张、看恐怖影视等因素是睡惊症重要的诱发因素。生活中的矛盾、挫折,学习压力,生活事件,不良紧张刺激,人际关系等会引起焦虑、抑郁、恐惧,此外,教育不当如用威胁的方法哄孩子睡等,均是睡惊症重要的影响因素。

3. 身体因素

过度疲劳、身体不适、体虚等均是睡惊症的诱发因素。

4. 遗传因素

家系调查显示,约50%的睡惊症患儿有家族史,说明本病与遗传因素有一定的关系。

5. 其他

其他诱发因素有卧室空气污浊、过热,胸前受压致呼吸道通气不畅,晚餐过饱,阵发性血糖过低等。本病多发生于儿童,可能与儿童期脑发育延迟有关。

睡惊症发生机制可能与唤醒有关。在易患者中,于非快速眼动睡眠3、4期被唤醒可以诱发睡惊症,唤醒是一个重要的诱发因素。环境刺激如外界突然发出较响声音或开灯、内在刺激如胃痉挛等均可促使睡惊症发作。持续的睡惊症则可能是由一些病理因素引起,如脑神经营养供应不足,脑发育异常,大脑皮质中枢、丘脑、垂体等相互不协调,内分泌等原因造成肥胖,以及严重的钙缺乏症。至于具体是哪个原因,这就需要到医院请医生诊断了。

(三)临床表现

1. 症状

睡惊症反复在夜间睡眠前 1/3 阶段发作。在入睡后 1～2 小时的非快速眼动睡眠后期,儿童在睡眠中突然惊醒,瞪目坐起,躁动不安,面露恐怖表情,但意识仍呈朦胧状态,面色苍白,呼吸急促,瞳孔扩大,出汗,脉搏加快(可达每分钟 180 次)。发作时呼之不应、旁若无人,一般很难被唤醒。如果被唤醒,则出现意识模糊和定向障碍。有的表现为惊恐、哭泣或叫喊,紧张地抓住任何人,似乎在继续遭受某种强烈的痛苦,而对父母的安抚、拥抱、焦虑等视而不见,听而不闻。这种情况持续一段时间之后,患儿又能自行入睡。部分患儿在发作时可伴夜游,即患儿起床走动,做一些简单的机械动作,如开抽屉等。每次发作一般持续一至数分钟后自行停止,之后安静入睡。如果想平息发作,可能会导致更强烈的恐惧。患儿醒后对发作过程多不能回忆,且一般无梦境体验。因企图下床或挣扎,可造成本人或他人受伤。在罕见的情况下,睡惊症可直接发展为睡行症。本病发作次数不一,可一夜发作数次,亦可几天或十几天发作一次。此外,本病可为癫痫的早期症状之一,可结合脑电图检查,发作时,脑电图为深睡波形,无异常波。另外,睡惊症常可自愈,而癫痫不能。

2. 辅助检查

对于发作频繁、存在暴力行为或潜在的自伤行为的患者,需要采用视频多导睡眠监测。典型表现可见到从慢波睡眠突然觉醒,下颌肌电图波幅增高,脑电图显示 α 波。多导睡眠监测显示睡惊症开始于非快速眼动睡眠 3、4 期,通常发生于夜间睡眠前 1/3 阶段。但睡惊症也可发生在非快速眼动睡眠的任何时候。

(四)干预措施

1. 预防措施

(1)良好的作息习惯和睡眠卫生习惯:如睡觉时不开灯,室内空气流通,睡姿正确,睡前不要吃过多的东西等,以使大脑正常发育并得到充分的休息。

（2）帮孩子放宽心：排除了生理和身体上的因素后，父母就要尽量避免那些可能引起睡惊症的事情发生，从客观上解除孩子的心理压力。同时，以讲故事、做游戏的方式，对孩子进行有针对性的心理疏导，让孩子解除焦虑、放松身心，培养孩子坚强的意志、开朗的性格。上床后，父母要亲切地陪孩子说说话，或同孩子一起听一段轻松的音乐，使孩子心情愉快地入睡，这是避免睡惊症发生的好方法。

（3）日间适度增加孩子的运动量：运动不仅可以增强体质，而且能促进脑神经递质的平衡。此外，孩子白天的活动多了、累了，晚上也容易睡得深，提高睡眠质量。

2. 非药物治疗

睡惊症不用药也可治愈。小儿睡惊症是小儿的常见病之一，发病率约为 3%。睡惊症的临床症状主要是夜间睡眠时突然尖叫、极端痛苦、自动惊醒、躁动，时有梦游表现，此时父母应给予安慰或将其唤醒。现代医学研究认为，小儿睡惊症虽然与精神疾病无关，是良性过程，但困扰双亲，令人担惊受怕，尤其是药物治疗效果不理想时。英国精神病学家经过研究，提出了一个鲜为人知的小儿睡惊症非药物疗法，该方法颇有疗效。具体方法：前 5 夜，父母注意观察孩子睡惊症发作的时间或其他自动惊醒的征兆，如出汗、心动过速、多动等。然后父母在睡惊症发作前或发现自动惊醒之前 10～15 分钟弄醒孩子 5 分钟以上，直至睡惊症停止。小儿睡惊症的这一非药物疗法简单易行、安全可靠，具有理想的疗效。如果家中有睡惊症患儿，父母不妨一试。一般说来，睡惊症只要不是频繁发作，没有去医院检查的必要，随着孩子年龄的增加，睡惊症就会慢慢消失。经常发生睡惊症，往往反映孩子存在持续的焦虑状态。因此，父母要进一步了解患儿的心理状态，给予心理疏导。父母对儿童睡惊症的发作不要过于紧张，同时要注意防止睡惊症伴梦游发作时可能出现的意外事故。发作后，父母要协助患儿重新躺好，盖好被子。

3. 药物治疗

严重者可短期应用苯二氮䓬类药物和三环类抗抑郁药，如阿普唑仑 0.4 mg/d、氯硝西泮 1～2 mg/d、丙咪嗪 12.5～25.0 mg/d。国外有报道选择性 5-羟色胺再摄取抑制药对睡惊症有效，可酌情使用。

另外，要有良好的生活环境，不要看恐怖电视节目，注意休息，可采用支持性心理疗法，排除各种诱因。本病预后良好，一般随年龄增长自行缓解，无须特殊治疗。个别发作频繁，可能有受伤危险的患儿，可短期服用地西泮（安定）等镇静催眠药。中医中药及针灸可用于辅助治疗。睡惊症患儿往往预后良好，至青春期可自愈。

第七节 睡行症

【案例】小明是一名8岁的儿童,据其父母反映,小明晚上睡着的时候,会突然坐起,睁开双眼,叫他名字也不回应,眼神没有焦点;有时会控制不住地尖叫几下,身体也会抖动。甚至会直接掀开被子下床,不管有没有穿衣服就开始往外走,在房间里来来回回地到处走,也不会跌倒。家人想叫醒他非常困难,叫醒后他也不知道自己为什么会在这里,第二天早起也不记得昨天晚上的事。据老师反映,小明在课堂上有时会打瞌睡,注意力不集中,学习成绩下降。家人疑虑不安,便带他去医院就诊,经头颅CT、脑电图、抽血化验等检查及医生的详细问诊,最终小明被诊断为"睡行症"。

睡行症,又称为睡眠行走、梦游,是指在深睡眠期突然出现以行走为主的离床活动,在发作期很难被唤醒,人为唤醒可能加重意识模糊和定向障碍,持续数分钟,也可持续更长时间,醒后对所发生的事件部分或完全遗忘。睡行症发生在混乱的觉醒状态,而不是在"有梦的睡眠"。睡行症是慢波睡眠期间部分觉醒的行为,是一种常见的觉醒障碍。睡行症好发于儿童,也可见于成年人。在5~12岁的儿童中,睡行症的发生率高达15%。4~6岁是睡行症发病的高峰,10%~30%的儿童有症状。睡行症一般在青少年时期和之后变得不那么频繁,但有9.8%的人在14岁以后开始出现睡行症。有学者对51项(涉及100 490人)调查睡行症患病率的研究进行了荟萃分析,发现睡行症的终身患病率为6.9%,据估计,儿童患病率为5.0%,成年人患病率为1.5%。成年人和儿童之间的终身患病率没有差异,说明睡行症在成年人中相对少见。睡行症在儿童中相对于成年人更常见,80%的患者在青少年时期有所缓解,这可能与觉醒模式的改变有关。儿童的脑电波慢,而成年人脑电波快。随着年龄的增加,睡眠深度的改变减少也可以解释这一现象。睡行症的患病率没有性别差异,但睡眠相关有害行为在男性患者中较多见。

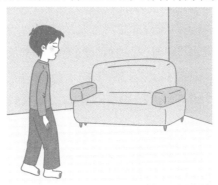

(一)危害

人们普遍认为睡行症是一种良性疾病,但这种观点是错误的,因为睡行症会导致各种不良后果。据报道,睡行症是从睡眠中醒来后发生伤害或暴力行为的主要原因,在梦游期间可能发生机动车驾驶、疑似自杀甚至杀人或企图杀人等事件,导致患者或他人受伤的事件比人们认知的更普遍。虽然童年时期的睡行症通常是短暂的、无害的,但成年后的睡行症有很大的潜在危害,会将自己置于危险的环境中,如撞到墙壁和家具,试图逃离潜意识中的威胁,离开房子,破坏财产,以及对睡眠者、床伴或他人造成严重伤害。

(二)原因

导致睡行症的根本原因目前尚不清楚。尽管压力过大可能使睡行症发作更频繁或更严重,但研究显示,严重的心理创伤史、精神病理学与睡行症、睡惊症之间缺乏明确的联系。遗传和环境因素可能起着主要作用。目前睡行症在基因方面的研究还相对较少,但是很多睡行症患者有家族史。国外一项小样本研究发现,在80%的睡行症患者中,父母一方或双方有睡行症病史。与普通人相比,睡行症患者的一级亲属患睡行症的风险要高10倍。同卵双胞胎出现睡行症的概率比异卵双胞胎高5.3倍。有研究显示,睡行症是由神经发育不成熟所致,将慢波状态下的正常小儿唤起后,可以诱发睡行症,但随着年龄的增加,患儿大多能够自愈。

心理因素(如家庭氛围不和谐、学习紧张、焦虑等)也可引起睡行症。无论是急性的还是慢性的焦虑,都是导致睡行症最常见的原因。暴露于突然和严重的压力之后可能会出现焦虑症状,进而导致睡行症。在青少年和成年人中,长期家庭或经济问题也可导致其出现睡行症。

某些容易导致睡眠觉醒障碍的疾病易引发睡行症,如阻塞性睡眠呼吸暂停低通气综合征、癫痫、周期性肢体运动障碍等。少数患者的发病与月经周期有关,多在经期前发作,妊娠也可使睡行症发作增多。睡行症也可能是药物引起的,是一些药物(非典型抗精神病药物、镇静催眠药、抗抑郁药、神经松弛剂、碳酸锂、兴奋剂和抗组胺药)的不良反应。其他可能导致睡行症的危险因素有发热、创伤、脑干炎性病变、偏头痛、脑炎、脑卒中、脑损伤、甲状腺功能亢进症、酒精摄入过量、饮用含咖啡因的饮料等。

(三)临床表现

睡行症通常在睡着后的前2~3小时突然发生,患者可从熟睡中坐起,并不下地,目光呆滞,做一些刻板、无目的的动作,如捏弄被子、做手势、穿衣服等;有的会出现做饭、饮食、演奏乐器、开车等复杂行为;有的会下床行走,在屋里走来走去;有的会开门去屋外走走,没有目的地散步;有的会自己穿过窗户,从高楼坠落。在梦游过程中,所有的动作都很慢,手臂放松,呼吸平静而有规律。眼睛睁开,瞳孔适度放大,但对光线有反应,膝反射存在,听觉也不受影响。此时患者处于清醒状态而非睡眠状态,通常不回答任何问题,交谈很困难,某些患者会听从家人指令被带回到床上。患者可能有长期神经衰弱,如口吃、遗尿、咬指甲,特别是在睡梦中走路或说话。有的患者会梦到自己被囚禁在一间没有门窗的小房间里,当房间变得越来越小时,试图逃跑,或者被某人追赶而试图逃跑。患者会露出茫然的面部表情,且意识和反应水平较低。患者在梦游时常睁着眼睛,可能会清醒,但行为通常笨拙且无目的;说话较慢,对周围的反应较差,其间很难被唤醒;过了几分钟或者几十分钟,可自行上床入睡,或被人领回床上后再度入睡,但是醒来后对自己所做的事情没有印象,也不记得做过梦。

有学者将睡行症定义为一种在睡眠中发生的分离状态,其特征是一般或局部的运动(大都是行走),患者醒来后否认对这些运动有任何认识。在这些患者身上,似乎有两股截然不同的在任何时候都没有相遇的思想。在清醒的时候欲望被压抑在人格下面;在睡眠时,人格处于休眠状态,被压抑的欲望显现出来。醒来后,人格可能会否认任何关于夜间活动的事情。例如,一个虔诚和敬畏上帝的人,在梦游时可能会沉溺于亵渎的活动。在梦游期间,患者易受暗示,可能会执行命令,也可以正确地回答问题,但人们却无法与其交谈。

有人认为,成年人梦游不同于儿童的梦游。儿童更被动,可以被引导回床上,而成年人梦游暴力的动作是快速的、冲动的、不恰当的,但却是综合的和有目标的。此外,当被干扰时,这个人倾向于消极、抵抗和攻击。

(四)干预措施

干预的目的是减少发生睡行症的风险,具体措施有不参加学校夏令营或旅行;保证患者的安全,把屋里易碎的物品如镜子清理出去;清除地面的障碍物,防止患者摔倒或受伤;在窗户上安装窗帘;睡觉时关紧门窗,睡在地板上以避免掉床;保持规律的作息;禁止饮酒;避免压力过大;避免服用诱发睡行症的药物,因为诱发睡行症的药物可能会无意间增加伤害自己和他人的风险,并导致治疗依从性差。

1.健康教育

针对睡行症的安全措施:睡觉的时候要提前关好门窗,穿睡衣睡觉,不要睡在上铺,可以开着灯睡;不要把梦游者锁在房间里,特别是儿童,会造成安全隐患,例如,一旦发生火灾,将造成灾难性的伤害;父母或伴侣应避免打断梦游者,要小心安抚他们,引导他们回到床上;对于儿童,通常在发作的前15分钟左右迫使他醒来,持续1个月,能有效减少发作频率;不要立刻把梦游者叫醒,而是引导其回到床上;详细了解梦游者的病史,避免自我或外部诱发因素,如睡眠剥夺、环境压力、酒精和其他药物的摄入等。

2. 药物治疗

睡行症的治疗取决于其行为的严重程度和发作频率。

由于人们对睡行症不是特别重视,且睡行症的发病率不是很高,目前还没有专门研发的药物用于治疗睡行症。有学者假设镇静药物能够缩短慢波睡眠的持续时间,从而限制睡行症的发作频率。抑制中枢神经系统药物有抗焦虑、镇静、催眠、肌肉松弛、抗癫痫和减少慢波睡眠时间的作用,药物治疗最常用的是苯二氮䓬类药物、地西泮(睡前2~5 mg)和氯硝西泮(睡前0.5~2.0 mg)。曲唑酮和选择性5-羟色胺再摄取抑制药对一些患者有益。每晚服用药物,在完全消除梦游发作5~6个月后逐步停药。临床经验也表明,睡前1小时服用苯二氮䓬类增强抑制性神经递质的药物如氯硝西泮或加巴喷丁相对有效。

3. 心理干预疗法

心理干预疗法如定时觉醒和催眠可能相对更有效,而且副作用较小。例如,在梦游者通常梦游的时间提前30分钟叫醒他,或者暗示梦游者脚一碰到地面就会醒来,从而干扰其梦游过程。两种干预措施都应该每天进行,持续2~3周。尽管睡眠卫生通常被推荐用于治疗睡行症,但还没有实证研究评估其有效性,因此在现阶段不推荐使用睡眠卫生干预。

如果患者是由焦虑导致的,干预时要解决焦虑这个根源问题。

第八节　快速眼动睡眠行为障碍

【案例】王先生之前的睡眠一直都很好,但从2年前莫名开始出现做梦多、说梦话,梦的内容大多是噩梦,甚至有时候还会拳打脚踢,双手乱舞,打人,撕扯床单、衣物,有时从床上掉下也浑然不知,有时早上起来夫妻俩浑身是伤,妻子感到痛苦不堪,一度怀疑王先生"中邪了"。王先生既心疼妻子,又感到很委屈。他们按照"中邪"多次治疗效果不佳,王先生在晚上睡觉时仍然会做梦打妻子,把自己也弄得全身是伤,妻子吓得都不敢和他同床了。一次偶然的机会,经熟人介绍,王先生到睡眠医学科就诊。经过多导睡眠监测,医生确诊王先生得了"快速眼动睡眠行为障碍"。

快速眼动睡眠行为障碍是一种在快速眼动睡眠期出现的与梦境相关的复杂运动的症状,患者发作时常出现暴力行为,并造成自身及同床者伤害,破坏睡眠。与非快速眼动睡眠相反,快速眼动睡眠中呼吸和心率有规律,并受副交感神经支配。快速眼动睡眠行为障碍分为特发性快速眼动睡眠行为障碍和症状性快速眼动睡眠行为障碍(也称为继发性快速眼动睡眠行为障碍)。快速眼动睡眠的典型特征是全身肌肉弛缓、快速眼动、活跃的脑电图和做梦。

快速眼动睡眠行为障碍的发病年龄在 6 ~ 7 岁,这种疾病通常在诊断前已存在多年。快速眼动睡眠行为障碍的患病率在 0.5% ~ 2.0%。更大规模人群的研究表明,快速眼动睡眠行为障碍发病率可能更高,在 60 ~ 90 岁的社区居住的老年人中,有 5% ~ 13% 的人患有该病。在老年人中,男性发病率比女性高;而在小于 50 岁的人群中,男性和女性发病率相当。快速眼动睡眠行为障碍在接受抗抑郁药物治疗的患者中出现的可能性是正常患者的 5 倍,在精神病患者中出现的可能性是正常患者的 10 倍。快速眼动睡眠行为障碍通常发病于五六十岁,但也可见于服用抗抑郁药物者及嗜睡症、自身免疫病、发育障碍的年轻患者。

特发性快速眼动睡眠行为障碍患者比没有快速眼动睡眠行为障碍的个体有更高的家族病史,年龄和性别是特发性快速眼动睡眠行为障碍的最强危险因素。特发性快速眼动睡眠行为障碍开始于五六十岁,然而,一些继发性快速眼动睡眠行为障碍患者的发病年龄较低,特别是有 1 型嗜睡症、自身免疫病或大脑相关疾病的患者。吸烟在特发性快速眼动睡眠行为障碍患者中比没有快速眼动睡眠行为障碍的个体更常见,特发性快速眼动睡眠行为障碍患者有更高的缺血性心脏病患病率,这可能与吸烟及其他混杂的危险因素有关。

(一)危害

快速眼动睡眠行为障碍行为可能导致与暴力行为相同的潜在致命后果,增加发病率或死亡率。如果同床者患有睡眠障碍,有可能引发异常和潜在的暴力行为,如睡眠呼吸暂停、睡眠惯性、梦游等都会增加与睡眠相关的脆弱性风险因素。睡眠环境改变如野营,也可能会增加暴力行为。一些医学因素可能会增加快速眼动睡眠行为障碍暴力行为,造成伤害或死亡的风险,如妊娠、耳聋、失明、骨质疏松、血友病、阿司匹林预防其他出血性疾病的抗凝治疗等。精神因素也可能起到一定作用。如果床伴患有创伤后应激障碍,那么快速眼动睡眠行为障碍行为可能会引发一种强烈的一触即发的反应,通过进一步刺激快速眼动睡眠行为障碍患者,睡眠相关的暴力行为会迅速升级,严重程度更高。

(二)原因

快速眼动睡眠行为障碍的发病机制尚不明确。有证据表明,特发性快速眼动睡眠行为障碍是突触核蛋白病的前驱形式,这些证据包括纵向队列研究、神经退行性生物标志物研究、脑电图减慢、神经影像学研究、尸检和活体快速眼动睡眠行为障碍患者 α 突触核蛋白病理证据。快速眼动睡眠行为障碍的实验动物模型(猫和大鼠),包括脑干病变,证明了快速眼动睡眠行为障碍是如何由快速眼动睡眠期间肌张力弛缓丧失和运动行为模式产生器的抑制解除引起,解释了神经生理功能障碍(而不是精神病理或犯罪行为)是如何引起人类快速眼动睡眠行为障碍中的暴力和其他复杂行为。

快速眼动睡眠行为障碍和神经退行性疾病的共存概率高,通常在出现神经退行性疾病症状之前就出现快速眼动睡眠行为障碍症状,并且特发性快速眼动睡眠行为障碍患者存在轻微的神经功能缺陷,这就提出了快速眼动睡眠行为障碍是神经退行性疾病早期标志的假设。

有实验表明,猫的双侧脑桥被盖被损毁后,也有类似的快速眼动睡眠运动行为现象。这项研究和随后的动物研究为人们了解快速眼动睡眠期正常和病理改变提供了依据。肌张力弛缓的产生和运动活动的抑制被认为是在正常的快速眼动睡眠中存在的,而这些特征的缺失被认为是导致快速眼动睡眠行为障碍的原因。

(三)临床表现

快速眼动睡眠行为障碍的特征是快速眼动睡眠期肌张力弛缓的异常缺失,做出与梦境内容一样的行为。与觉醒障碍不同,快速眼动睡眠行为障碍往往是快速和短暂的。快速眼动睡眠行为障碍发生的频率不一,有的每周发作 1 次,有的每晚都会发作。在任何运动、认知或自主功能障碍的明显日间症状出现之前的几年到几十年,快速眼动睡眠行为障碍病史可能就开始了,这表明快速眼动睡眠行为障碍是神经退行性过程的表现。当人们睡觉时,肌肉处于松弛状态,而患者肌张力增高就会出现与梦境相关的行为。

快速眼动睡眠行为障碍患者的梦常涉及攻击的内容,如被追赶,躲避动物或人的攻击。患者常出现与梦内容相符的动作,如尖叫或喊叫、手臂乱舞、拳打脚踢或奔跑,患者和床伴都可能经历由拳打脚踢等行为引起的睡眠相关损伤,如挫伤、撕裂、骨折和硬脑膜下血肿。如果被唤醒,这个人通常是完全警觉的,并且通常能记住与他人所观察到的行为密切相关的梦境。在发作期间,患者眼睛通常是闭着的,因为患者关注的是梦境的环境,而不是床边的环境。患者往往表现有睡眠期间的不安定,在做梦的时候离开床是一种高风险行为,可能会导致严重的创伤。患者在发作期间可以展现出巨大的力量,无论是自发的梦境,还是患者在配偶试图中止其发作时的剧烈反应。暴力梦境和相关行为有患者被不熟悉的人或动物攻击或追逐,导致抓、打、咬、踢或从床上跳下来;非暴力行为的例子有大笑、打手势、哭泣或唱歌。快速眼动睡眠行为障碍的表现在不同的夜晚和不同的患者之间,在频率、持续时间和行为类型上都有很大的差异。与非快速眼动睡眠期异常睡眠症不同,患者通常在发作结束时迅速醒来,具有典型的警惕性、连贯性和方向性,并能回忆梦境内容。在发病期间,患者会出现走路、跑步、离开卧室等行为。快速眼动睡眠行为障碍患者在清醒时并没有很强的攻击性,尽管其梦具有较强的攻击性,并伴有做梦时的行为。

最近的数据发现,50%的特发性快速眼动睡眠行为障碍患者存在轻度认知障碍。快速眼动睡眠行为障碍增加了认知能力下降和出现幻觉的可能性,特别是老年患者运动和执行功能受损更严重。神经心理缺陷的执行障碍及注意力、空间功能、语言记忆、视觉、短期记忆障碍可能随着时间的推移而进展。

(四)干预措施

1. 健康教育

考虑到特发性快速眼动睡眠行为障碍患者转化为神经退行性疾病的风险很高,何时及如何更好地指导患者应对这一风险仍然是当前实践中的争议和不确定点。所有快速眼动睡眠行为障碍患者都应该注意卧室安全原则,防止出现严重后果。首先要做的是改善睡眠环境,可行的措施包括用睡袋进行自我约束,降低床的高度,在地板上放置床垫或泡沫垫来防止摔倒,在有棱角或者尖锐的地方做好防护。其次,在某些情况下,必要时与床伴分开,保证床伴安全。可以安装一个床上警报系统,在发作期间起到安抚和提醒的作用。床伴可以用温柔的话语来安抚患者。

2. 药物治疗

药物治疗的目的是抑制不愉快的梦和行为,提高伴侣的生活质量。苯二氮䓬类药物能大概率减轻或消除快速眼动睡眠行为障碍。两种主要的治疗药物是氯硝西泮和褪黑素,二者都被证明可以预防损伤,减少疾病发作的频率和严重程度。与氯硝西泮相比,褪黑素的不良反应更少,患者耐受性更好,大多数不良反应与剂量有关,如镇静作用延续到第二天早上,头痛或日间嗜睡,这些不良反应可以通过减少剂量来改善。

第三章 睡眠的管理

睡眠是人类生命中不可或缺的环节,它对于身体健康、心理健康、工作效率等都有着至关重要的影响。然而,现代社会的快节奏和高压力生活方式经常导致许多人失去了良好的睡眠习惯,从而引发各种睡眠问题,如失眠、入睡困难、浅睡眠等。因此,掌握科学的方法并用其管理睡眠对提高睡眠质量是非常重要的。

第一节　睡眠时间的管理

(一)确定合适的睡眠时间

睡眠是人类生理活动中不可或缺的一部分,对于健康和身体恢复都具有至关重要的作用。然而,很多人常常认为长时间的睡眠就意味着好的睡眠质量,这种观点是不准确的。

事实上,由于年龄和身体状况的不同,每个人对睡眠的需求也会有所差异。儿童需要9~11小时的睡眠;青少年需要8~11小时的睡眠;成年人需要7~9小时的睡眠;老年人需要7~8小时的睡眠。因此,对于科学的睡眠时间,我们要有正确的认识,不是睡的时间越长,睡得越好。而应该注重睡眠质量,看第二天白天是否精力充沛、神清气爽。

那么,如何确定适合自己的睡眠时间呢？首先,你要了解自己的身体状况和日常工作情况。如果你经常进行高强度的运动训练或者从事较紧张的工作,那么你可能需要更多的睡眠来帮助身体恢复和修复。相反,如果你的工作比较轻松,那么你可能需要较少的睡眠时间来保持身体健康。其次,你可以通过观察自己的身体反应来判断适合自己的睡眠时间。如果你经常感到疲倦、无精打采或者头昏脑胀,那么很有可能是睡眠不足造成的。在这种情况下,你可以尝试增加睡眠时间并注意提高睡眠质量,以改善身体状态。

总之,确定适合自己的睡眠时间需要结合自身身体状况和生活情况进行综合考虑。

只有掌握了科学的睡眠时间并注重睡眠质量,你才能真正享受优质睡眠带来的益处,让自己拥有更健康、更美好的生活。

(二)适当午睡

在中医理论中,午睡被认为是一种非常重要的养生方法。这是因为中医强调人体与自然环境之间的相互关系,认为顺应自然规律可以帮助身体保持健康。根据中医理论,人体内部有阴阳两个方面的能量,而午睡可以帮助平衡这两者之间的关系。子时和午时都是阴阳大会之时、水火交泰之际,称为合阴。尤其子时,是一天中阴气最重的时候,这个时候休息,最能养阴,睡眠效果最好。阴主静,所以夜间应长眠。通过午睡来平衡阴阳,可以延缓衰老、抗击病原体、增强人体免疫力等。此外,中医认为午睡还可以帮助调节人体的脏腑功能,特别是肝、胆、心、脾、肺、肾等器官。这些器官的正常运转对于人体健康至关重要,而午睡可以促进它们的修复和再生。

从西医的角度来看,午睡也有一些好处。午休是一天中非常重要的一部分,它可以帮助人们恢复精力,提高效率,保持健康。在现代社会,由于工作压力大、生活节奏快等原因,很多人都存在睡眠不足或者过度疲劳的情况。这些问题如果长期得不到解决,可能会对身体和心理产生负面影响,甚至导致严重的健康问题。因此,合理利用午休时间来补充能量、提高下午工作效率就显得尤为重要。

首先,适当的午睡可以帮助人们缓解疲劳并提神醒脑。许多研究表明,午睡可以促进身体放松并增加注意力和专注力。特别是在进行长时间的单调任务时,适当的午睡可以帮助人们集中注意力,并避免出现错误和失误。另外,午睡还可以降低发生焦虑和抑郁的风险,提高心理健康水平。因此,在日常工作中,合理安排午睡时间可以使人更有效地完成工作任务,并减少疲劳感和压力。

其次,适当的午睡还可以提高下午的工作效率。许多人在下午会感到疲劳和困倦,这可能导致其无法充分发挥自己的工作能力。而适当的午睡可以帮助人恢复精力和增加注意力,并使人更专注于工作任务。一些研究表明,在进行长时间的认知任务之后,适当的午睡可以显著提高工作效率和生产力。因此,在日常工作中,合理午睡可以使人更高效地完成工作任务。

然而,需要注意的是,午睡时间过长可能会影响夜晚的睡眠质量。如果你在午间或其他空闲时间睡觉超过30分钟以上,那么你很有可能会在晚上出现入睡困难。这是因为长时间的午睡会干扰身体的生物钟,并打乱人们正常的睡眠节奏。因此,如果你想保持良好的睡眠质量,建议控制午睡时间在20~30分钟,并尽量避免在下午3时之后睡觉。

总之,合理午睡对于人的身心健康和工作效率都具有重要意义。合理午睡可以缓解疲劳,提高注意力和专注力,使人在下午更高效地完成工作任务。但也要注意控制午睡时间和环境,避免影响夜间睡眠质量。每个人都应该根据自己的身体状况和工作需求来选择是否午睡。

第二节 睡眠习惯的管理

(一)确定固定的作息时间

确定固定的作息时间是养成规律的睡眠习惯的第一步。人体有一个天然的生物钟,它会根据人的睡眠和醒来时间调整自己的节奏,形成一种固定的生理习惯。如果你经常改变睡觉和醒来的时间,就会打乱这个生物钟,导致失眠、昼夜颠倒等问题。在确定作息时间时需要考虑自己的工作和生活情况。根据自己的日常安排,制定适合自己的作息表。例如,如果你每天早上7:00要起床去上班或者上学,那么就应该在晚上10:00左右入睡。这样可以保证获得足够的睡眠来支持日间的工作和学习。

尽可能地保持一致的睡觉和醒来时间,不管是工作日还是周末、节假日,这样可以帮助人体适应固定的生活节奏,同时,也可以避免熬夜或长期缺觉所带来的危害。

当然,在实际生活中,人们难免会出现一些特殊情况,如加班、旅行等,这时候你可以适当调整自己的睡眠时间,尽可能地保持在合理范围内,并且在回到正常生活后及时恢复规律的作息时间。

此外,你还可以利用科技手段辅助确定固定作息时间。例如,可以下载一些睡眠监测APP,跟踪自己的睡眠质量,并提供针对性的建议。另外,一些智能手表和智能手机也可以提供作息时间的提醒功能,帮助人们更好地养成规律的睡眠习惯。

最后,需要注意的是,确定固定的作息时间并不是一蹴而就的过程,需要自我约束和坚定决心来逐步建立这种习惯。如果在实践中遇到了问题,如难以入睡或者早上无法起床等,也要及时调整作息计划,并尝试寻找其他方法来解决问题。

(二)营造舒适的睡眠环境

舒适的睡眠环境对于保证良好的睡眠质量至关重要。首先,确保卧室安静很重要,因为嘈杂的环境会使人难以入睡或者在夜间醒来。如果你住在繁华的城市中心,或附近有嘈杂的交通,可以尝试使用耳塞或白噪声机等工具来减少外界噪声在夜间的干扰和打扰。其次,黑暗也是一个非常重要的因素。人体内部生物钟是通过感知光线和黑暗来调节的,因此,在睡觉前关闭所有灯光并使用遮光窗帘是非常必要的。这可以帮助人的大脑更快地进入深度睡眠状态,提高睡眠质量。另外,整洁的卧室也能改善睡眠环境。过多的杂物和灰尘可能会引起过敏反应或者不适感,从而干扰人的睡眠。所以,请务必保持卧室的清洁和整洁。此外,床上用品也非常关键,床垫和枕头应该符合个人的喜好和需求,以确保身体得到足够的支撑和放松身心。如果有必要,还可以使用香薰或者放置一些植物来调节空气质量和提高睡眠品质。最后,合适的温度也是一个需要注意的问题。一般来说,人们在较凉爽的环境下更容易入睡。你可以根据自己的喜好和习惯来调整室内温度。

总之,通过创建舒适的睡眠环境,我们可以提高睡眠效率并改善睡眠质量。使用遮光窗帘、舒适的床上用品、睡眠眼罩、耳塞等工具也是非常有效的帮助睡眠方法。但需要注意的是,每个人的需求不同,所以请根据自己的实际情况进行调整。

(三)学会放松

放松自己和离开床铺也是养成规律睡眠习惯的重要方法。在上床前,进行一些深呼吸、冥想或听轻柔的音乐等,可以帮助身心放松并促进入睡。这些方法有助于减少焦虑和担忧,让人更平静地面对睡眠问题。此外,在无法入睡时,不要强迫自己去入睡,因为这会增加压力和焦虑感,反而使入睡更困难。相反,可以起床做一些轻松的活动,如阅读、听音乐、泡茶等,以分散注意力和缓解紧张情绪,当身体感到困倦后再回到床上继续休息。但需要注意的是,不能长时间待在床上,否则会导致身体与床铺之间形成联结,从而影响睡眠质量。同时,避免使用手机、电脑等带有蓝光的设备,因为它们会抑制褪黑素的释放,干扰身体的生物钟,影响睡眠。

管理睡眠习惯对于每个人来说都至关重要,它不仅能够提高睡眠质量,还能够增强身体的抵抗力和免疫力,使人更健康和精神焕发。因此,大家一定要认真对待自己的睡眠问题,尝试采取有效的方法来改善睡眠质量,并在日常生活中养成良好的睡眠习惯。

第三节 非睡眠时间的管理

（一）保持兴奋状态

除了注意睡眠时间的规律外,非睡眠时间的管理同样重要。在非睡眠时间保持兴奋状态是非常重要的,特别是对于那些经常遭受失眠困扰的人来说。

人类的身体和大脑都是按照生物钟来运作的,这个生物钟需要通过日间与夜间的交替来维持规律。如果你经常在白天睡觉,就会干扰生物钟的正常运转,导致晚上难以入睡或者失眠。生物钟主要由两部分组成:一部分是内源性节律,即人体自身具备的调节机制;另一部分是外界环境,如光线、温度等因素所产生的影响。这两部分相互作用,共同维持了人体的生理节律。而保持兴奋状态可以帮助调整生物钟,提高睡眠质量。

人们通常认为,保持兴奋状态应该尽可能地在白天进行。这是因为白天是人最活跃的时间段,也是阳光最充足的时候。在这个时候,人体处于高能状态,代谢比较快,血液中激素水平也相对较高。在这种状态下,身体更容易消耗掉多余的能量,从而有利于提高睡眠质量。

（二）保持兴奋状态的方法

保持兴奋状态是一种重要的自我管理方法,可以帮助人们调整生物钟,提高睡眠质量。那么,如何保持兴奋状态呢? 其实有很多方法可以选择。一是运动。适当的体育锻炼不仅可以增强身体素质,还能够刺激神经系统,使人感到精力充沛。尤其是早上或下午进行有氧运动,可以让身体处于兴奋状态,促进血液循环和新陈代谢,从而提高注意力和工作效率。此外,如果你喜欢户外运动,那就更好,因为户外空气清新,阳光充足,这些都对身心健康有益。二是听音乐。听音乐可以改变大脑的化学反应,释放多巴胺等"快乐激素",从而让人感到愉悦和兴奋。选择节奏明快、旋律优美的音乐,可以让人的心情变得更积极,同时也会提高人的专注度和创造力。三是社交互动。和朋友聊天、参加社交活动,可以让人的心情变得更轻松、愉快,并且与人交往还能增强自信心和社交技巧。当然,在进行社交互动时,要注意把握时间,避免过度疲劳影响睡眠。四是学习新知识。通过读书、听讲座、上网等方式获取新知识,不仅可以提高自身素质,还能激发思维,使大脑处于积极进取的状态。在学习新知识的同时,我们还需要注重休息,避免过度疲劳。

五是良好的工作和生活规划。制订合理的工作和生活计划、目标,分配合适的工作量和休息时间,可以帮助人们调整生物钟,避免过度劳累,从而提高睡眠质量。

除了以上方法外,还有一些其他非睡眠时间管理技巧值得尝试。例如,在晚餐后避免过度进食或者饮用刺激性饮料,因为过度进食会加重身体消化系统负担,影响夜间睡眠;饮用刺激性饮料则可能导致失眠等问题。再例如,在睡前半小时内,停止使用电子设备,并进行一些放松活动(如冥想、深呼吸等),帮助身心放松,减少压力和紧张感,让人更容易入睡。因为电子设备会产生蓝光,抑制人体分泌褪黑素,从而干扰睡眠。

总之,在非睡眠时间的管理方面,我们需要注意保持兴奋状态,避免在白天过度疲劳或者打盹。规定自己不睡觉不要上床,以及选择轻松的活动来调整生物钟,以便提高睡眠质量,拥有更加健康的生活方式。

第四节　睡眠的生活管理

睡眠的生活管理一直是人们关注的话题,在日常生活中,我们可以通过饮食、运动等方面来改善自己的睡眠质量。

(一)饮食管理

其一,在饮食方面,避免摄入过多的咖啡因。茶叶、咖啡等容易使人兴奋的食物中含有咖啡因等成分,会刺激中枢神经系统,导致失眠。此外,烟草和酒精也会影响睡眠质量,所以最好尽量少吸烟、少喝酒或者完全戒掉烟、酒。

其二,要注重饮食健康。吃得太油腻或者进食刺激性大的食物可能会导致胃肠道问题,进而影响睡眠。因此,建议选择清淡、易消化的食品,并且适当增加富含 B 族维生素和镁的食物的摄入量,这有助于缓解压力和焦虑感。

其三,晚上不要吃得过饱,尽量选择容易消化的食物,减轻胃肠负担,以助睡眠。中医讲"胃不和则卧不安",晚上少吃饭有助于管理睡眠。如果需要进食,你可以选择一些低脂肪、高纤维的食物,如水果、蔬菜、全谷类食品等,这些食物能够给身体提供足够的营养,并且有利于消化和吸收。

此外,还有一些特定的食物可以帮助人们改善睡眠质量。例如,牛奶富含色氨酸和钙质,这些成分可促进睡眠;杏仁和坚果富含镁元素,可以帮助身体放松;香蕉富含镁和钾,有助于缓解紧张情绪并促进睡眠。但需要注意的是,食物并不能完全代替规律的作息时间和舒适的卧室环境。

总之,在饮食方面,我们应该避免摄入过多的咖啡因、酒精,并尽量选择容易消化的食物。同时,还可以通过一些特定的食物来改善睡眠质量。这样能够帮助我们保持良好的睡眠习惯,提高生活质量。

(二)运动和健身

适度的运动和健身可以帮助人们改善睡眠质量。然而,在选择运动方式时,需要注意一些细节。首先,晚上不宜进行剧烈的运动,因为这会让身体处于亢奋状态,使入睡变得更加困难。相反,最好选择一些轻松的运动方式,如散步、瑜伽等,有助于放松身心,促进睡眠。散步是非常简单易行的运动方式,无须额外的器械和场地,只需在户外走走便可。散步能够缓解压力、稳定情绪、增强心肺功能、消耗多余的能量,从而达到放松身心、促进睡眠的效果。另外,瑜伽也是一种非常适合晚间进行的运动方式,其以柔和的姿势和呼吸练习为主,能够调整身体和心理状态,缓解压力和焦虑,提高自我意识和身体感知能力;同时,瑜伽还能够舒展筋骨、调整身体平衡,对于缓解久坐带来的身体不适也有很好的效果。

总之,在进行运动时,需要根据自己的身体状况和实际情况选择适合自己的运动方式和时间。在晚间选择轻松、柔和的运动方式,能够有效地缓解压力,放松身心,提高睡眠质量。

(三)放松

在晚上临睡前,放松自己是非常重要的。尽可能心无杂念,放下一切负担,轻松地进入睡眠状态,这样可以帮助人们获得更好的睡眠质量。为了达到这个目标,我们可以进行深呼吸、冥想等放松训练,帮助身体放松并减少压力。冥想或者呼吸练习(如深呼吸、数羊)等方法,可以减少思维的干扰,缓解焦虑和压力,有助于促进睡眠。不仅如此,还应该避免看令人激动的电视节目或思考问题,因为这些都会使大脑处于亢奋状态而难以入睡。相反,我们可以听柔和舒缓的音乐或阅读一些轻松愉悦的书籍来放松自己。

(四)避免宠物和家人的影响

如果家中有宠物,尽管与宠物或家人同睡可能会带来一定的安慰和亲密感,但实际上这种做法可能会对人的睡眠产生不利影响。首先,在同床共枕时,宠物或家人的呼吸声、动作、打鼾等都有可能干扰到我们的睡眠质量,使我们难以进入深度睡眠状态。其次,如果宠物或家人有夜间活动习惯,如频繁起夜、看电视、玩手机等,也会影响我们的睡眠。因此,在选择睡觉空间时,最好能够将宠物、家人与自己分开,创造相对安静、舒适的环境。如果无法避免与宠物或家人同睡,可以考虑使用耳塞或其他工具,以减少外界噪声的干扰。总之,为了保证良好的睡眠质量,我们应该避免宠物和家人的影响,并在需要时安排单独的睡觉空间。只有保证良好的睡眠质量,我们才能有充沛的精力和健康的身体。

第五节　失眠的自我管理

失眠是一种常见的睡眠障碍,它会影响人们的日常生活和工作效率。许多人试图通过使用药物来解决这个问题,但长期依赖药物并不是个好的选择。相反,自我管理方法可以帮助人们改善睡眠质量,并减少对药物的依赖。

(一)入睡时

1. 建立规律的作息时间

要想改善失眠问题,你需要建立规律的作息时间。有睡意时才上床,而不是觉得是时候该去睡觉了。设定闹钟,每天在同一时间起床,连续 7 天以上,不管前一晚睡眠时间多长,直到形成固定的睡眠模式。这样做可以帮助你调整身体的生物钟,以适应新的作息时间表。

2. 创建舒适的卧室环境

不要在床上做与睡眠无关的活动,如进食、看电视、听收音机、思考复杂问题等,应在另一个房间做这些事。卧室环境应安静、舒适,光线、温度适宜。如果你有经常醒来或打鼾的床伴,眼罩或者耳塞会非常有用。要确保卧室有足够厚的窗帘来遮挡早上的光线。不要一直看闹钟。

3. 放松自己

让身体和大脑放松下来,睡前可以进行一些放松活动,如深呼吸、渐进性肌肉松弛等。此外,认知行为治疗也可以帮助人们调整对失眠问题的态度和想法。这种方法包括识别和更改负性思维模式,学习应对压力和焦虑的技能。寻求社会支持也是一个好主意,与亲友聊天、分享感受可以减轻心理负担。

(二)入睡困难时

1. 离开床铺

如果你在床上躺了 20 分钟仍然无法入睡,那么就应该起床并离开卧室。可以从事一些简单活动,不要担忧明天。

除了以上这些传统的方法外,还有一种反其道而行之的有效方法:限制睡眠时间来改善睡眠质量。具体来说,就是在晚上设定一个较早的睡觉时间,并且只允许自己在床上躺一定的时间,如 30 分钟或 1 小时等。这样可以让身体感到累并促进入睡,同时也能够避免长时间躺在床上无法入睡。很多患者反映晚上困了也睡不着,甚至彻夜不眠,如果这样连续不好转,你干脆选择 1 天给自己限制只睡 2 小时,其余时间不可以睡觉。很多人经过这种训练,当天很难受,但今后的睡眠反倒改善了。

2. 饮食和运动

除了以上方法外,饮食和运动对于睡眠质量同样有重要影响。首先,睡觉前避免摄入过多的咖啡因、烟草和酒精,并尽量选择容易消化的食物。同时,还可以通过一些特定的食物来改善睡眠质量。例如,富含色氨酸的食物(如火鸡肉、牛奶、香蕉)可以帮助身体产生 5-羟色胺,从而促进睡眠。此外,规律的运动可以增强身体健康,提高睡眠质量。但需要注意的是,运动要在睡前 2 小时完成,以免影响入睡。

3. 积极的心态

失眠对身体和心理健康都有很大的影响。当你遇到失眠问题时,不要过于焦虑或担心,因为这只会让你更难以入睡。相反,保持积极的心态是解决失眠问题的关键之一。首先,保持平和的心态可以帮助你调整身心状态,逐渐恢复正常的睡眠。如果你感到紧张、烦躁或者情绪低落,可能会导致失眠问题变得更严重。因此,尝试放松自己,让自己处于舒适、愉悦的状态,这样就能够更容易地进入深度睡眠。其次,保持积极的心态也可以减少压力和焦虑。经常出现失眠问题的人往往会陷入恶性循环中:他们担心无法入睡,然后由于担心而更加难以入睡,最终导致失眠问题日益加剧。可以采取积极的心态来应对这种情况,例如,告诉自己"我已经采取了措施来改善我的睡眠""我知道这个问题不会永远存在",以帮助自己减少这种负性情绪,从而更容易入睡。最后,保持积极心态还可以提高自信和自尊。失眠问题可能会让人感到无能为力、沮丧或者自卑。然而,如果你能够采取积极的措施来改善自己的睡眠,如调整作息时间、创造舒适的卧室环境等,那么你就能够重获对自己的信心,并且更有动力去解决其他问题。

总之,保持积极的心态是解决失眠问题的关键之一。通过放松自己,减少压力和焦虑,提高自信和自尊,你可以更轻松地入睡,并且恢复健康的睡眠习惯。如果以上自我管理方法无法改善失眠问题,那么你就应该考虑寻求专业医生的帮助。医生可能会推荐一些处方药物或行为治疗来帮助你解决睡眠问题。但是,这些方法都有其优缺点和风险,所以必须谨慎选择并遵循医生的指示。

第四章 特殊人群的睡眠管理

第一节　儿童睡眠管理

【案例】丽丽是一个2岁半的女孩,她难以入睡,导致白天精力不足。在过去的6个月里,她入睡困难加重,只能在父母牵着她的手躺在她身边时才能入睡。即使晚上醒来,没有父母在身边,她也无法入睡。父母试图离开她,但他们最后只有躺在她的身边,她才能睡着。后来情况加重,有些夜晚,他们中的一个人不得不和她一起睡在床上,否则她整夜哭泣,最后弄得家里谁也睡不着。

(一)正常睡眠的特点

睡眠最显著的进化发生在生命的前12个月,但作为一种生理过程,睡眠在一生中都在不断进化。早在妊娠后18周,人们就在昼夜节律系统的主要控制中心——视交叉上核发现了神经发生在新生儿期,睡眠分为安静睡眠、活跃睡眠和不确定睡眠。在妊娠32周之前,睡眠是无差异的。在足月时,由于新生儿脑电图模式的细微差异,需要行为观察来区分安静睡眠和活跃睡眠状态。从新生儿睡眠到婴儿睡眠的过渡通常发生在出生后2个月,并以脑电图上出现睡眠纺锤波为标志。在此期间,快速眼动睡眠期和非快速眼动睡眠期可以区分开来。在出生后5~6个月,脑电图的波形被称为k复合波,睡眠可以分为非快速眼动睡眠1期、非快速眼动睡眠2期(前两期又称为浅睡期)、非快速眼动睡眠3期(慢波睡眠或深睡期),以及快速眼动睡眠期。婴儿的睡眠周期频繁而短暂,快速眼动睡眠期的比例很高。随着儿童发育,睡眠周期延长,快速眼动睡眠期和非快速眼动睡眠3期的比例减少,睡眠总小时数减少,在成年后期,碎片化程度增加,快速眼动睡眠期减少。婴儿时期对睡眠时间的需求差异很大,范围会随着年龄的增长而逐渐缩小。昼夜节律在婴儿时期早期就开始形成,在青春期会经历一个阶段的延迟,导致青少年倾向于晚睡和晚醒,晚睡和晚醒的时间与社会需求(如学校)之间的不同步通常导致青少年睡眠不足,是白天犯困、学习成绩下降、情绪问题,甚至青少年冒险行为增加的主要原因。而且,有充分的证据表明,对中学生来说,将上学时间推迟30～60分钟可以增加睡眠时间,提高出勤率,减少白天犯困,取得更好的成绩,减少机动车事故。在2014年发表的一份政策声明中,美国儿科学会建议,初中和高中应该把上课时间设定在不早于上午8:30。

从6岁到青春期这段时间,儿童的睡眠类型与他们在成年阶段最终形成的睡眠类型相似,只有一点不同,儿童需要更长的睡眠,每晚睡10～11小时。儿童尤其是婴幼儿,大脑尚处于发育阶段。充足的睡眠是保障脑细胞能量代谢、生长发育和成熟的必要条件,对儿童的体格、情绪、认知、社会适应性等方面具有重要作用。例如,体格生长所必需的生长激素,只在睡眠状态时才能达到较高水平。因此,儿童失眠问题亟须医学及社会关注。

人类研究表明,儿童充足的睡眠对正常的生长发育、母亲和家庭幸福至关重要,儿童睡眠与成年人健康的重要预测因素有关。儿童睡眠时间较成年人明显延长,随年龄增长而逐渐缩短。新生儿需要超过70%的时间睡眠,3～4岁幼儿约需12小时睡眠,学龄前儿童需要9～10小时睡眠,7岁以上学龄儿童睡眠时间为8～9小时。由此可见,国内学龄儿童可能存在睡眠不足的问题。

(二)睡眠障碍的发病率和原因

1. 发病率

幼童失眠主要有2个亚型,即入睡相关型和强制入睡型。两者均与看护者或父母的行为高度相关,也与家庭及其文化背景相关。国内一项学龄儿童问卷调查显示,存在失眠症状者近40%。国外用多导睡眠监测和父母问卷对5～12岁儿童的研究显示,存在失眠症状者约20%。因6月龄前儿童不一定有整夜规则睡眠,故诊断为慢性失眠症的最小年龄为6个月。父母或看护者作为其失眠症状的提供者往往带有一定的主观性。对青少年的研究表明,慢性失眠症患病率为3%～12%。青春期前男、女孩失眠症患病率相等,从11～12岁起女孩失眠症患病率高于男孩。

2. 原因

引发儿童时期出现睡眠障碍的原因有许多。社会心理因素、某些躯体疾病、不良的睡眠环境及儿童的就寝习惯都是引起睡眠障碍的因素,此外,睡眠障碍还与遗传、性别、学校等级、共眠、情绪症状、行为问题、多动症有关,而且睡眠问题与情绪、行为和躯体症状之间的关系通常是复杂且双向的。目前,人造光和电子产品与人的生活联系得越发紧密,使人的昼夜节律受到影响,这些光照抑制褪黑素的分泌,使得儿童出现睡眠节律紊乱,睡眠质量下降,引起不良后果。

(三)睡眠障碍的危害

睡眠对孩子的学习、记忆过程、学业表现和整体健康都至关重要。频繁或长时间的夜间或清晨醒来,对孩子和家庭有负面影响。长期睡眠不足和睡眠质量差会对儿童的日间功能产生负面影响,包括日间行为问题、认知障碍和情绪障碍。

(四)睡眠障碍的主要表现

幼童中有 10%～30% 存在就寝或夜间需要父母或看护者陪伴相关性失眠。罹患慢性疾病或神经发育障碍的儿童失眠症发生率更高。

失眠是儿童最常见的睡眠问题之一,据估计其发生率高达 20%～30%。儿童失眠包括尽管有足够的睡眠机会,但仍难以入睡、难以维持睡眠或早醒,从而导致儿童日间功能受损,但通常不及成年人严重。最常见的是,幼儿的失眠是由于睡眠时间不足,或者对就寝时间设定不足。儿童常通过行为问题来表现,如疲劳、瞌睡、注意力分散、情绪不稳定、多动,以及在该就寝时不愿上床等。在幼童,失眠经常表现为入睡困难、不愿睡眠或兼而有之。入睡相关性失眠常见于幼童,患入睡相关性失眠儿童通常在一定的环境下才会开始或恢复睡眠,或通常在自我安抚方面有困难。卧室过于黑暗或发生梦魇等因素可能是某些儿童恐惧单独睡眠并要求父母陪伴的原因。在这种情况下,睡眠潜伏期可能是正常的,但重复醒来常见。强制入睡性失眠包括拒绝就寝或拖延就寝时间,通常会导致长时间的睡眠开始,但在其他方面相对维持正常的睡眠。

(五)睡眠障碍的处理

治疗儿童行为失眠症的核心是优化睡眠环境,建立一致的就寝习惯。通过适当的睡眠卫生和行为治疗来治疗失眠症,父母的参与逐渐消失,并教会孩子自我调节。对年幼孩子的关注主要是改变父母的行为。让父母参与到这种疾病的管理中是很重要的,因为他们应该建立规则,并维护规则。

许多人认为睡眠问题是童年和教育的正常组成部分。然而,在某些情况下,睡眠问题会对孩子及其家庭产生严重影响。下面是一些简单方法,可以帮助父母和孩子(在足够大的时候)了解睡眠习惯,并养成健康的睡眠行为。

1.良好的睡眠从白天开始

告诉孩子白天要有明确的作息时间。通过积极强化好的行为、弱化不良的行为来解释哪些行为是可以接受的,哪些是不可以接受的。孩子卧室只是用来睡觉的,不是用来玩的。睡前避免吃喝油腻或刺激性的食物和饮料。孩子晚上睡得好,就奖励他。

2. 提醒孩子快上床睡觉了

明确睡觉前最后一项活动从何时开始,以便孩子为就寝做准备。试着让孩子放松下来,并有规律的就寝时间。节奏要慢,不要给孩子留下你在与其作对的印象。教孩子自己入睡,不要待在孩子身边,直到他睡着。

3. 睡前例行公事

每天睡前做同样的事情,但是保持简短。如果阅读是就寝仪式的一部分,要明确规定阅读时间。一些年龄较大的孩子可以从放松运动中获益。

4. 睡觉环境最好是一间黑暗、平静且不太温暖的房间

如果孩子害怕黑暗,在房间里使用昏暗的灯光或保持门微开,让孩子放心。把电脑和电视从卧室拿开。睡觉前避免屏幕上的蓝光。

5. 在夜晚开始的时候,做最坚定的父母

要和你的伴侣使用同样的策略,不要在孩子第一次打电话时做出反应,但也不要等到孩子完全心烦意乱。尽量保持冷静,把灯光调暗,轻声说话。让孩子待在自己的房间里,最好是躺在床上。不要和孩子待太久。让孩子睡在自己的床上。当你感到生气时,不要接近你的孩子。

第二节　青少年睡眠管理

【案例】18 岁的琪琪因近 1 个月来睡眠差就诊,主要表现为入睡困难,一般躺在床上后约 1 小时才能睡着,睡着后睡眠浅、容易醒,总睡眠时间为 5~6 小时,白天头痛、困倦、精神差、烦躁、容易发脾气、注意力不集中、记忆力下降。对此琪琪非常苦恼,因此来医院咨询,甚至在沟通时哭泣。那么,我们应该怎样帮助这个睡眠不足的孩子呢?

(一)正常睡眠的特点

青少年时期的睡眠主要表现为非快速眼动睡眠 3 期(深睡眠)和快速眼动睡眠期逐渐减少,非快速眼动睡眠 1 期和 2 期所占比例逐渐增大,直至成年时深睡眠所占比例保持在 15%~20%。从 11~12 岁起女孩失眠的发生多于男孩。

(二)睡眠障碍的发病率和原因

1. 发病率

众所周知,青少年是除了婴儿期之外的另一个生长发育高峰期,因此仍有大量的睡眠需求,且本阶段孩子的生物钟更适应晚睡晚起。但是由于他们生活比较紧张、忙碌,且每天必须早起,因此很多青少年常常瞌睡连连,注意力难以集中,记忆力下降,甚至周末、休息日会在家疯狂补觉,但此种行为又会加重生物钟和作息时间的不协调,甚至会形成补觉当天晚上更严重的入睡困难。

2. 原因

研究表明,大约25%的青少年表示存在失眠症状,大约4%的人患有符合《精神障碍诊断与统计手册》(第四版)诊断标准的失眠症。不到0.5%的人有昼夜节律紊乱。

睡眠障碍的原因如下。①睡眠周期紊乱:青少年生物钟决定他们更适合晚睡晚起,但青少年往往被要求起得很早,因此会出现上课困倦情况,午睡时异常清醒,下午又昏昏欲睡,晚上难以入眠,导致睡眠周期紊乱。②学习压力较大:青少年正是处于学习的重要时期,频繁的考试和成绩排名使得很多的青少年在身体及精神上都承受较大的压力,繁重的学习甚至使其没有时间发泄,久而久之可能会造成一些睡前焦虑,进而引发失眠。平时睡眠不足,会影响上课学习效率,最终形成恶性循环。③脑力劳动过度:青少年学业繁重,会经常用脑过度,继而因为过度用脑导致大脑出现兴奋状态,引发失眠。

(三)睡眠障碍的危害

1. 影响大脑思维

青少年熬夜后,一般会在第二天上课时出现困倦、注意力无法集中,甚至头晕、头痛等现象。长期睡眠不足还会导致记忆力下降,影响大脑的创造性思维及处理事务的能力,进而影响情绪,如形成焦虑、抑郁等不良情绪。

2. 影响正常发育

除婴儿期外,青春期是身体生长发育最迅速的时期,生长发育除受遗传、营养、锻炼等因素影响外,还受一个重要因素——生长激素分泌的影响。生长激素通常在睡眠时达到分泌高峰期,因此睡眠不足会影响青少年的生长发育。

3. 躯体不适

长期睡眠不足除了会引起不良情绪外,还会导致免疫力降低,引发感冒、胃肠不适等躯体不适，以及眼部过度疲劳，造成眼睛周围的血液循环不良，从而出现黑眼圈、眼袋或眼球布满血丝。

晚上 11 时至凌晨 3 时是人体肝、胆代谢的时段。这两个器官如果没有得到充分的休息，就会表现在皮肤上，导致皮肤粗糙、脸色偏黄、黑斑、青春痘等问题，也会对青少年的身心造成一定的影响。

(四)睡眠障碍的主要表现

1. 非恢复性失眠

非恢复性失眠在《精神障碍诊断与统计手册》(第四版)中被定义为一种得不到休息的、浅的或者睡眠质量差的睡眠，但睡眠持续时间正常。即整夜入睡后第二天早上仍感到疲劳。睡醒后却感到精力没有得到恢复，有疲倦、头脑不清醒等不适感。我们也经常会听到他人抱怨"天天都睡不醒""每天都会觉得很困、很累""总觉得上课注意力不集中"等，这些都是非恢复性失眠的一种表现。

2. 入睡困难

睡前胡思乱想或因寝室环境而造成青少年入睡困难，特别是青少年学生会在晚上洗漱休息后被强制性要求睡觉，这种现象在一定程度上反而会影响青少年的快速入睡。有时会听到青少年抱怨"每次还没收拾好就要熄灯，还得等半小时，等宿管阿姨走后再接着收拾""室友总是打呼噜或者磨牙""室友会不停地讨论一些事情"等，这些都有可能影响青少年的入睡。

3. 过早起床

我国高中生常见起床时间为早上 5：00—7：00。我们总会听到青少年抱怨一些学校的相关规定，如"你都不知道我们学校多变态，让我们每天那么早就起床""我们学校又要学人家××学校的作息时间，以后又要更早起床了"等。

4. 睡懒觉

在周末和休息日，青少年的睡眠时间会比平时更多，家长也会心疼孩子，允许他们睡懒觉。但此种行为又会加重生物钟和作息时间的不协调。

5. 合并其他睡眠障碍

少数青少年会伴发异相睡眠，如睡行症等。

全国儿童及青少年睡眠质量情况

起床困难户
56%

不恋床，但仍感觉疲惫
26%

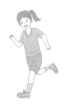
起床后一身轻松、精力充沛
18%

（五）睡眠障碍的处理

1. 规律作息，按时休息

青少年要学会规划自己的作息时间，按照自己规划的时间休息。尽量形成早睡早起的生活习惯，以更好的状态去完成学习任务和保持身体健康。

2. 学会放松

可以在白天增加运动，做到劳逸结合，也可以睡前听一下轻音乐或者冥想，这样既可以让一天的不良情绪得到发泄，也可以有效地缓解学习疲劳，让精神得到放松，提高睡眠质量。

3. 按摩

青少年可以在每天早上起床后或者在午休、晚上睡觉前，合上双眼，用指腹轻柔地按摩太阳穴及百会穴，每天各按30次，可以使精神得到放松，保持愉悦的心情，有效地提高睡眠质量。

4. 泡脚

泡脚是中医足疗法的内容之一，也是常用的外治法。青少年在晚上睡觉前泡一泡脚，可以去除寒气，缓解疲劳，提高睡眠质量。也可以采用中医药的泡脚疗法，或者有条件的学生，可以在晚上睡觉前泡十几分钟热水澡，也能有效地提高睡眠质量。

以上是几个简单的助眠小妙招，可以帮助青少年改善睡眠。此外，保持健康的饮食、积极的锻炼及良好的生活习惯,也可以使青少年在很大程度上远离失眠的困扰。但如果失眠时间较长且自己无法调节或者伴有其他不良情绪时,一定要求助于家长和老师,及时就医,避免对自己造成更大的伤害。

第三节 围产期女性睡眠管理

【案例】小林今年28岁,刚生产完2个月。据其描述,刚妊娠时,她每天都睡不够,白天特别困。但是到妊娠7个月的时候,虽然每天睡觉时间充足,但每次睡醒还是感觉身体很累,没有力气。后来渐渐地开始睡不着,夜间频繁惊醒,情绪不稳定,每天睡眠不足6小时,而且做梦多,总是梦到不好的事情。现在生产完已经2个月,因为孩子晚上总是哭闹且需要夜间哺乳,小林睡眠时间断断续续的,入睡变得更困难,情绪变得极不稳定,会时常无缘无故哭泣或发脾气,给生活带来了很大的影响。家人开始意识到小林的失眠问题越来越严重,带小林去医院寻求治疗。经过系统、规范的治疗后,小林的失眠问题解决了。

(一)正常睡眠的特点

首先我们引入一个概念——围产期。围产期也称围生期,是指孕妇围绕生产过程的一段特殊时期,分为产前、产时、产后3个阶段,一般是指自妊娠第28周到出生后1周这段时期。一般而言,女性会在妊娠前期出现睡眠增多甚至嗜睡的情况,随着妊娠时间的增加,激素及身体构造方面的变化会降低睡眠效率,因此实际睡着的时间会变少,疲劳感增加。在胎儿出生后,产妇因为睡眠效率还没回到正常状态,还要迁就新生儿在睡眠和苏醒之间进行的快速循环转换,同时哺乳也会导致睡意。

围产期女性因为身体及精神压力,在睡眠方面主要表现为入睡困难、频繁夜醒、睡眠片段化、日间睡眠增多、有效睡眠时间减少、睡眠质量下降等问题,尤其是妊娠晚期(最后3个月期间)和年龄超过30岁的孕妇。

(二)睡眠障碍的发病率和原因

1.发病率

在妊娠最后8周,失眠的出现率高达52%~61%。其中6.1%的女性在妊娠前抱怨有明显的失眠症状,在妊娠早期这一比例增加到44.2%,在妊娠中期增加到46.3%,到妊娠晚期达到 63.7%。产后 6 个月时,33.2% 的女性出现明显的失眠症状。

2.原因

围产期女性失眠主要由健康/身体变化、压力源(包括重大生活事件)和女性性格特征等引起。

(1)健康/身体变化:围产期女性通常经历健康和身体的变化(夜间腿抽筋、胎动、夜尿增多等身体不适)、分娩后雌激素和孕酮(影响昼夜节律系统的激素)急剧下降等内分泌系统变化、血管负荷增加,再加上产后对婴儿的照顾,都会影响围产期女性的睡眠。围产期女性还可能发生伴随失眠的其他类型睡眠障碍,如阻塞性呼吸暂停、不宁腿综合征、周期性肢体运动等。

(2)压力源:虽然妊娠和分娩通常来讲是积极的事件,但妊娠和孩子的出生对于围产期女性来讲依旧是主要的生活压力源,并被确定为失眠的诱因。事实上,孕妇通常在夜间特别担心和沉思自己妊娠和胎儿/婴儿的健康问题,这与围产期失眠、抑郁有关。

(3)女性性格特征:女性感情细腻且较脆弱、心思多虑,随着年龄的增长,其抗压能力减弱,各种压力容易导致心理应激。

(4)其他:引起或加重妊娠期失眠的因素还有初产、高龄妊娠、高血压等。

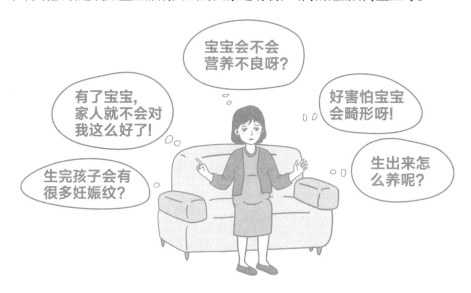

(三)睡眠障碍的危害

1.并发症的发生风险较高

患有失眠症的孕妇发生多种围产期并发症的风险较高,包括早产、妊娠高血压和精神疾病。事实上,失眠最明确的后果之一是精神疾病,尤其是抑郁症和焦虑症。

2. 加重分娩疼痛

失眠会影响产妇耐受和应对分娩疼痛的能力,对产妇造成较大的影响。

3. 妊娠期睡眠呼吸暂停可能会产生严重后果

研究表明,打鼾的孕产妇的并发症发生率(43%)明显高于不打鼾的孕产妇(22%),并发症包括羊水过少、宫内发育迟缓、毒血症和新生儿阿普加评分低。这些并发症可能与打鼾、睡眠呼吸暂停及随后的睡眠时氧饱和度下降有关。

(四)睡眠障碍的主要表现

1. 入睡困难

女性妊娠以后由于激素水平的变化,身体和心理都会受到影响,身体负担过重、精神压力大可能导致入睡比较困难。而且有些孕妇通常在夜间胡思乱想(如想一些不好的事情),也会影响入睡。

2. 睡眠片段化

睡眠片段化可能与妊娠期的多种生理性改变相关,包括妊娠相关的恶心呕吐,胃胀、胃灼热,肌肉抽搐,小便频繁,子宫收缩,胎动等,都可能破坏睡眠。

3. 失眠加重

在分娩过程中,由于缩宫素(具有促觉醒功能)的作用,失眠通常恶化。

4. 合并其他睡眠障碍

除了失眠,围产期还会伴随其他类型的睡眠障碍,如睡眠呼吸暂停、不宁腿综合征等。不宁腿综合征和睡眠中的周期性肢体运动通常同时发生,这两种疾病都会导致入睡困难和夜间频繁醒来。

(五)睡眠障碍的处理

1. 建立良好的睡眠环境

围产期女性的睡眠环境不仅要安静、光线适宜,还要保持整洁、空气流通。为围产期女性营造一个舒适的睡眠环境,既有助于睡眠,也有利于放松心情。

2. 养成好的睡眠习惯

围产期女性要养成规律的睡眠时间;睡前不要使用手机或看电视,否则会让大脑长时间处于兴奋状态;躺在床上也不要想那些烦恼的事情,不要让自己感到有压力。对于妊娠期女性,建议左侧卧位睡眠,因为左侧卧位可以更好地为胎儿供给血液,并且有助于孕妇的肾脏将废物和废液排出体外。

3.体育锻炼和正念

体育锻炼和正念也可以保护女性在围产期免于失眠。事实上,体力活动与围产期失眠发生的风险降低有关,部分原因可能是体力活动减少了肥胖,而肥胖是围产期失眠的前瞻性预测指标。

4.家庭支持

在这个特殊的时期,女性可能更需要家人的理解、倾听、陪伴和接纳,这样才能保持较好的心情,更有利于睡眠及心理健康。

5.其他

如泡热水澡、调节饮食、调整睡觉姿势等。泡热水澡有助于神经和肌肉的放松,还可以减轻疲劳。孕产妇可以在睡觉前喝一杯加糖的热牛奶,或者日常多吃一些香蕉、橘子、橙子这些水果,这样也有助于睡眠;在睡觉的时候,可以在背部垫一个枕头来改善睡眠。

当围产期女性长期处于睡眠不足状态时,一定要找医生做详细的检查,了解身体状况,尽快找到治疗方法。切勿随便服用镇静催眠药,一定要咨询医生,因为镇静催眠药可能会引起胎儿畸形。

第四节　老年人睡眠管理

【案例】杨先生是一名退休老人,8年前无明显原因出现夜间睡眠差,主要表现为入睡困难、睡眠浅、睡着后容易醒、多梦,最初想自行调整,后来发展为每周有一半时间存在睡眠问题,治疗后自觉状态不错。但是他担心长期服药成瘾而逐渐减药,后来反复出现夜间睡眠差等情况。本次咨询前他已重新接受多次治疗,治疗后睡眠较治疗前改善,但仍感觉晨起后头晕、乏力,对睡眠较关注,甚至一整天都在担心自己晚上会失眠。那么,我们可以给予杨先生什么建议呢?

(一)正常睡眠的特点

在我国,老年人失眠一般是指60岁以上人群的失眠,欧美国家及日本等国家则将65岁以上定义为老年期。无论是60岁还是65岁,失眠的发生率都随着年龄的变化而逐渐变化。人到老年后,失眠就成了一个困扰老年人的大问题,而且不同于一般人群失眠导致的日间损害,老年人更常见认知损害和跌倒。

60岁以后老年人在睡眠特点上主要表现为非快速眼动睡眠3、4期(深睡眠)减少,75岁以后非快速眼动睡眠4期基本消失,且老年男性的变化早于同龄老年女性。

(二)睡眠障碍的发病率和原因

1. 发病率

老年人最常见的睡眠障碍之一就是失眠。高达50%的老年人会抱怨入睡困难或睡眠维持困难。老年人失眠的患病率高于年轻人,老年人出现失眠症状的概率为30%~48%,而罹患失眠症的概率为12%~20%。

2. 原因

老年人在生理性衰老和睡眠能力下降的基础上,各种躯体疾病、精神疾病及心理应激都会导致其出现睡眠障碍。

(1)环境因素和不良的生活习惯:老年人随着年龄的增加,适应能力会逐渐下降,环境、气温气候、卧室内强光和噪声、过冷或过热甚至周围人群结构改变都可以使其失眠。特别是退休后原有生活节奏的改变,以及白天活动减少、睡眠过多,都会影响夜间睡眠。一些生活习惯(如睡前饮浓茶、咖啡、酒,吸烟,看电视太晚等)也不利于良好睡眠。

(2)躯体疾病:老年人罹患躯体疾病多是导致失眠的常见原因。与老年人失眠相关的疾病包括神经疾病、呼吸障碍、心血管疾病、胃肠疾病、肾脏病、慢性疼痛、关节炎、瘙痒性皮肤病等。某些老年人还会伴发相关性睡眠障碍,如睡眠呼吸暂停、不宁腿综合征等,也可能引起失眠。

(3)精神疾病:老年期心理障碍高发是老年人失眠的另一重要因素。失眠是焦虑障碍、抑郁障碍、精神分裂症和某些人格障碍精神病的常见症状。老年人抑郁障碍发生率明显高于青年人,且失眠程度与抑郁程度相关。

(4)药物因素:老年人因各种疾病使得服药种类和机会增加。许多药物可直接或间接引起失眠,如利尿药、麻黄碱及氨茶碱、抗高血压药(利血平、钙通道阻滞剂、β受体阻滞剂)、甲状腺治疗药、非甾体抗炎药等都会影响睡眠。

(5)社会因素:老年人的应激因素不同于年轻人,他们已经离开了之前熟悉的工作环境,所以应激因素主要以健康经济与家庭问题为主。生活应激可能会导致兴奋、喜悦、焦虑不安、悲痛、恐惧等情绪变化,这些情绪变化都有可能影响睡眠。

(三)睡眠障碍的危害

1. 对身体的危害

长期存在睡眠障碍的老年人,免疫力、内分泌、心脑血管等都会受到影响。长期睡眠不足会导致免疫力下降,感染病毒及患肿瘤、糖尿病的概率有所提高。随着年龄的增长,深睡眠的时间减少,生长激素的分泌也会相应减少,因此失眠人群更容易衰老。而且睡眠不好的老年人会出现大脑严重缺氧和血压偏高,且波动比较大,这类人群痴呆的发病率也比较高。

2. 对精神的危害

有研究表明,失眠与大量精神疾病的发病相关,患有失眠的老年患者出现抑郁症状的风险增加23%。最近的一项研究指出,在持续失眠的老年患者中,44%的人持续失眠6个月后患抑郁症的比例为16%,且失眠与精神疾病(如抑郁症、焦虑症)具有双向关系。

(四)睡眠障碍的主要表现

1. 对干扰睡眠的外部因素非常敏感

随着年龄的增加,老年人适应能力会较之前下降,如居住环境或卧室内的强光、噪声等改变都可以导致失眠。很多时候我们会听到老年人抱怨"我听着电视声音可以睡着,但是一关电视或者上床后就不困了"等话语。

2. 睡眠量减少

老年人睡眠时间会随着年龄增长而减少,60岁以上老年人睡眠时间约6.5小时;而且老年人会出现入睡困难、早醒、睡眠连续性下降、唤醒阈值降低等情况,如夜间容易醒、觉醒次数和时间较前增加、夜尿增多等,这些会导致老年人出现片段化睡眠及多次短睡。

3. 睡眠觉醒节律改变

老年人浅睡眠占总睡眠比例显著增多而深睡眠明显减少。老年人睡眠时相较成年人前移,以早睡早起型睡眠多见。而且老年人会呈现特征性的睡眠节律变化,即日间睡眠增加,夜间睡眠减少。这些生理变化均会导致老年人夜间睡眠质量下降、白天困倦嗜睡、卧床时间延长等。

（五）睡眠障碍的处理

1. 营造舒适的睡眠环境

老年人容易受睡眠环境的影响，因此要保证老年人有安静和舒适的睡眠环境，把卧室布置得舒适、温馨。老年人要以平和的心态去休息，睡觉前避免剧烈运动，可以听一些舒缓的音乐，缓解白天的疲劳，也可以适当地进行头部按摩，以起到刺激穴位、促进血液循环的作用。这些方法可以缓解头脑疲劳，帮助老年人更快地进入睡眠。

2. 养成良好的睡眠习惯

步入老年后，休息时间基本上变化不大，所以不要随便打乱作息时间，让自己的生物钟可以固定下来。例如，晚上 10 点左右定时上床，到早上五六点起床。老年人生活要规律，每天按时起床、睡觉。

3. 坚持适量的运动

老年人的活动会随着年龄增长逐渐减少，而人缺少活动，对睡眠是有影响的。因此，老年人应该多到外面走动，逛一下公园或饭后散步，让身体的肌肉得到锻炼，提高睡眠质量。

4. 调整饮食结构

不少老年人有饮酒的习惯，然而在睡前饮酒是不利于睡眠质量的，虽然可能会减少入睡时间，但会影响入睡后的睡眠质量。晚饭时间尽量安排在晚上 7 点左右，同时吃得要清淡一些，这样有利于消化。睡前减少饮水，防止夜尿增多。有些食物是有助于睡眠的，小麦、红枣、热牛奶都是对睡眠有帮助的；香蕉含有丰富的钾元素，比较适合老年人，如果将香蕉放到牛奶里吃，可以改善老年人的睡眠质量。

老年人对睡眠较关注，可以适当地学习一些放松疗法或睡眠认知疗法，但如果长期失眠，对老年人身体、心理影响都比较大，应及时采取相应缓解措施。当伴有不良情绪时，要及时就诊，切忌自己吃镇静催眠药，以免服药不当引起成瘾等不良结果。

第五章

常见的睡眠误区

第一节 饮酒助眠

不知道大家是否听过这样一个说法:睡不着,来点儿小酒就能很快睡着了。那么,饮酒真的有助于睡眠吗? 睡前饮酒起到了真正的助眠作用吗?

酒在某种程度上确实可以让人产生困意,从而让人更快地睡着,但是饮酒睡着之后的睡眠过程与正常的生理睡眠过程是不同的。饮酒后获得的大部分睡眠是非快速眼动睡眠 1 期和 2 期,这两个阶段解乏效果相对较差,也就是说这两个阶段的睡眠占总睡眠时间的比例越高,睡眠质量就相对越差;饮酒后的睡眠中,深睡眠的时间减少了,深睡眠是身体自我修复并且恢复体力的关键性阶段,深睡眠越多则睡眠质量越高,深睡眠减少则人们醒来后可能会觉得疲倦并且体会不到神清气爽的感觉。从这个角度看,饮酒破坏了正常的睡眠结构,降低了睡眠质量,所以饮酒并没有真正有助于睡眠。

饮酒后的睡眠过程中甚至会状况百出。随着身体代谢,体内酒精含量减少,睡眠会变得碎片化,也就是夜里可能会醒来更多次,醒后感觉浑身乏力,并且难以再次入睡,也容易早醒。同时,酒精是有效的利尿剂,并且酒本身也含有大量的水分,这就可能使你夜里不得不起床上厕所,从而进一步对睡眠产生干扰。另外,饮酒后虽然可暂时抑制大脑皮质的兴奋活动,但是酒后睡眠大脑并未完全休息,仍有兴奋灶镶嵌在大脑皮质,所以有些人甚至比不睡觉时还要兴奋,更加难以入睡,并且入睡后可能会发生梦呓,说胡话,呼吸和心率加快。由于酒精也会放松喉部肌肉,干扰大脑的控制机制,所以会引起或加重打鼾及其他夜晚呼吸问题,严重时可危及生命。

有些经常睡前饮酒的人,慢慢会发现自己一天比一天睡前要喝更多的酒才能助眠,久而久之可能就产生了酒依赖,饮酒量越来越多,并且不只是睡前要饮酒,早上起床或者其他时间也要饮酒。这比失眠更可怕,长期过量饮酒会损害大脑、肝、胃等各个脏器,当血液中酒精含量超过一定量时,则可能出现昏迷,呼吸、心搏受到抑制,死亡的可能性很大。

所以，"饮酒助眠"的说法是错误的，饮酒并没有真正解决睡眠问题，反而带来了一系列其他不良后果。饮酒助眠行为不可取，当你因睡眠问题影响白天的正常生活时，建议去咨询专业医生，以科学合理的方法改善睡眠。

第二节　熬夜后第二天补觉就行了

当你看到好看的电视剧便停不下来，打开游戏便收不住，特别是想到明天是休息日，今天晚上更是放飞自我，一直到晚上12时、凌晨2时，甚至直接彻夜不眠，然后才肯关掉电视或者放下手机，开始去补觉，并且往往直接睡到第二天中午或下午。回想一下，补觉后你是否真感觉精力充沛了？熬夜后第二天补觉真的能补回来吗？

偶尔一次熬夜，从精力恢复角度来看，可以通过补觉进行调整，使精力得到一定程度的恢复，但补觉也绝不是让自己倒头大睡到第二天黄昏。如果白天补觉时间过长，会影响晚上的睡眠，可能导致入睡困难或者早醒。专家建议，熬夜后可以在上午或中午进行补觉，补觉时间大概半小时，建议不超过1小时；如果熬了一整夜，第二天早晨最好睡觉，需要睡6小时左右；如果一上午都在熬着，建议中午和下午不要睡，可以晚上提早入睡，比如晚上八九点。

通过补觉，精力虽然得到了一定程度的恢复，但是补觉很难弥补熬夜给身体带来的伤害，特别是经常熬夜。首先，晚上睡觉符合人体的生物钟，生物钟调控人体的睡眠觉醒节律，对睡眠很重要。如果晚上不睡觉白天睡觉，可能会导致生物钟紊乱，出现晚上该睡觉时睡不着，白天该清醒时很疲惫。其次，晚上睡眠是人体细胞自我修复和更新的最佳时间，熬夜会损伤人的大脑，这种损伤即使白天补觉也于事无补。有媒体报道，熬夜对身体伤害很大，会使大脑受到损害。研究发现，正常人如果一整晚不睡觉，身体就会产生一些有害物质，对大脑造成损伤。这可能就是为什么熬夜后我们感觉脑子好像变得迟钝了，感觉自己变笨了，记忆力下降了。最后，在正常睡眠过程中，机体的各个器官会在不同的时间进行新陈代谢，做出正常的生理过程。例如，晚上9:00—11:00为免疫系统（淋巴）排毒时间；晚上11:00至次日凌晨1:00，肝脏进行排毒；凌晨1:00—3:00，胆进行排毒；凌晨3:00—5:00，肺进行排毒；半夜至凌晨4:00为骨髓造血时段。这些过程都是在夜间睡觉时进行的，在白天睡觉时是没有的。并且白天补觉也会使人错过正常的早上或中午就餐时间，时间长了，这种不规律饮食会引起消化功能紊乱。

总之，熬夜补觉补不回来健康，规律作息是健康生活的一部分，如果实在有事必须熬夜,那么我们可以通过上文中专家建议的补觉时间更合理地补觉,也可以采用一些食疗方,尽可能补救熬夜后伤到的五脏六腑。切忌经常熬夜,长期熬夜会造成一些脏器功能异常,从而引发疾病,也会引发焦虑等精神心理方面的问题。我们一定要从内心真正重视睡眠,只有认识到睡眠不足的危害,才能严格要求自己并付诸行动。

第三节　运动越多越容易睡

很多人认为运动会让人睡得更快、睡得更香,但不少人并不知道到底什么时间运动并且运动量达到什么程度最有助于睡眠,所以便有人运动到大汗淋漓再去睡觉,这就进入了运动越多越容易睡的误区。

为什么说运动越多并非越容易睡呢？适度的运动有助于睡眠,但是运动强度过大会导致大脑神经受到过度刺激而兴奋,使人体处于亢进或激活状态,人的精神可能会变得紧张,从而焦躁不安,无法平静,很难入睡,甚至会失眠,这便与人们想通过运动来帮助睡眠的初衷相违背。此外,运动过多不仅影响睡眠质量,而且会给人体带来其他伤害,如肌肉酸痛、关节损伤等。有研究表明,运动过度可引起机体的损伤,并且长期运动过度可以造成神经系统、呼吸系统、消化系统、免疫系统、生殖系统及心、肝、肾、横纹肌(骨骼肌)、骨关节的不可逆损伤,严重者导致脏器功能衰竭甚至死亡。所以睡前不宜运动过多,平时锻炼也不可运动过度。

那么,我们应该如何更科学合理地通过运动来助眠呢？一项运动锻炼干预睡眠障碍效果的荟萃分析表明,运动干预具有明显改善睡眠障碍的效果;抗阻训练和中等强度有氧运动的效果比较突出,中等强度有氧锻炼具有明显改善睡眠障碍的效果;下午时间段进行运动锻炼对改善睡眠障碍的效果最有效。也有研究发现,在有睡眠障碍的老年人中,坚持规律的有氧运动可以改善其睡眠质量,减少入睡时间,提高睡眠效率。当然,关于什么时间运动,也不是绝对的,情况因人而异。如果你习惯晨起锻炼并且感觉晚上睡得还可以,也可以继续晨起锻炼,但是一定要坚持下去,一般数周或几个月后才能看到效果,睡眠才会得到一定程度的改善。还有一点必须牢记:运动时间不宜与睡觉时间离得太近,因为刚运动后你可能处于兴奋状态而难以很快入睡,一般要在睡前2小时之前完成运动,可每次运动30~40分钟,以微微出汗即可,每周坚持运动3次或3次以上。

适度运动不仅有利于健康,而且有利于睡眠,特别是想通过运动改善睡眠的朋友,一定要适度规律运动。过犹不及,运动过多不利于睡眠且伤身。最后,为了我们有更好的睡眠,让我们一起坚持运动吧！

第四节　做梦会影响睡眠

　　我们或多或少都有过这样的经历：昨天没睡好，做了一晚上的梦，起床后感觉很疲惫。慢慢地，就有人对梦产生了敌意，觉得只要做梦就不好，就会影响睡眠，希望自己能无梦睡眠。这就多多少少有些误会我们的梦了，梦真的一无是处吗？只要做梦就一定会影响睡眠吗？做梦会影响睡眠这种观点未免有点绝对化了，而且早晨醒来感觉睡眠质量欠佳也不见得就是做梦引起的。

　　首先，我们要了解一下什么是梦。每个人晚上都可能做梦，梦是睡眠的一部分，人的睡眠包括非快速眼动睡眠和快速眼动睡眠，而梦就发生在快速眼动睡眠，也就是当人从入睡到深睡状态时无梦，深睡后进入浅睡，人的眼球开始快速转动，可出现梦。正常的睡眠就在深睡（占的比例大）和浅睡（占的比例小）之间交替进行，通常每晚可反复 4~6 个周期，所以晚上做了几个梦是正常的，并且一般晚上也不会因为做梦而醒，早晨醒后一般对梦的内容也是模糊的或者根本不记得自己做过梦，总体上对睡眠基本没有造成影响，不用刻意去关注。如果你醒来时清晰地记得梦的内容，说明你可能刚好是在快速眼动睡眠期醒来。所以，梦是一种正常的生理现象。还有，如果晚上做了一个美梦，人醒来后可能会感觉元气满满，心情愉悦。

　　如果只是偶尔一两个晚上感觉梦特别多，并且对白天的生活基本没有影响，这时候不妨先尝试着自己调解。不要刻意回忆自己的梦，不要因为自己做梦就感觉自己一定没睡好，试着接受梦并坦然面对它。正所谓"日有所思，夜有所梦"，如果白天太过焦虑或者晚上睡前一直在想未完成的事和不愉快的事，这个时候你可能会多梦，醒来后因睡眠质量欠佳而更焦虑，所以你可以试着分析自己的梦是否与白天所想的事有关。如果是，你可以设法调整自己的心态，或者提前写好计划，一旦躺下就不要再想一些乱七八糟的事，明天的忧虑自有明天挡，顺其自然，让自己睡前有个放松的心情。再者，睡前尽量不要看和听会对大脑产生刺激的视频或故事（如恐怖类视频或故事），不要饮咖啡、浓茶和酒，也不要过饥、过饱、过渴等。总之，睡前要减少外部刺激和自身刺激，使自己能够平静地上床睡觉。

　　当然，如果你经常晚上多梦，早晨醒来脑子里全是梦的内容，起床时感觉睡不醒，自感睡眠质量欠佳，心情变得焦虑、烦躁，特别是对白天的生活造成了一定程度的影响，无法自行调节，这时候你应该去咨询医生，因为长期睡不好觉会给人的身体及心理带来一定程度的危害。最后一点很重要，如果你经常从噩梦中惊醒，醒来感觉胸闷气短、喘不上气、浑身乏力,这时候建议你及时去看医生,查明病因并且尽早治疗。

我们要正确认识梦与睡眠的关系,做梦并非不好,做梦也不一定就会影响睡眠。当我们确实因为频繁做梦影响自己时,要试着自己放松或用运动来调节,必要时可去咨询医生。

第五节　失眠得多躺躺

"今夜又失眠了,躺床上好长时间才能睡着,明天得早点上床睡觉,多躺一会儿。"你是不是也有过这样的事呢?想着自己多躺一会儿就能相对早点入睡,那我们不妨回忆一下,多躺躺真的起作用了吗?还有些人因为晚上失眠没睡好,导致白天困倦、乏力,所以白天便长时间躺在床上,然后到晚上又开始失眠,陷入恶性循环。其实,失眠了多躺躺并不是正确的做法。

躺在床上,辗转反侧,难以入睡,着实让人焦虑、躁动,于是便玩起了手机,或者开始看书,结果越看越精神,时间1小时又1小时地过去了,自己还是没睡着,所以即便多躺了,自己也可能是在做其他事情,并没有真正地睡觉。慢慢地你可能会对自己的睡眠和床都产生焦虑、沮丧和抵触情绪,更加不利于睡眠。越是容易失眠、有睡眠障碍的人,越要控制躺在床上的时间,这就是"睡眠限制疗法"的理念。睡眠限制疗法就是减少失眠患者夜间花在床上的觉醒时间,同时禁止日间打盹,不在床上做与睡眠无关的事,帮助自己建立"床−睡眠"的联系,也就是床只是用来睡觉的,使躺在床上的时间尽量接近实际睡眠时间。当睡眠效率(即实际睡眠时间÷躺在床上的时间×100%)大于90%时,第二天晚上可提前15~30分钟上床,进而增加睡眠时间。睡眠效率可通过自己写睡眠日记获得,但是这种疗法具体怎么做,以及你是否适合采用这种疗法,还需要咨询专业医生,根据自己的情况,在医生指导下制定适合自己的方案。

失眠不可多躺躺,硬躺着可能更睡不着,这时候我们就要发挥自身的积极作用了,自己试着分析一下为什么睡不着。如果是为未完成的事困扰,可以提前写个计划,把自己想的事写下来,也就是把大脑中想的事进行转移。只要躺下了,就不要再想乱七八糟的事了。告诉自己我要睡觉了,给自己积极的心理暗示。尽量把卧室光线调暗,尽量不在白天睡觉,睡前不过饥、过饱或过渴,不剧烈运动,不饮咖啡、浓茶等,避免刺激大脑产生兴奋而难入睡;睡不着时也不要躺在床上玩手机或看书,不要在床上做与睡眠无关的事,可起床做一些相关的放松训练,有了困意再去睡觉。晚上不多躺,早上不赖床,渐渐形成相对固定的上床和起床时间。

越躺可能越失眠,晚上不要过早地躺在床上。没睡好白天也尽量不要躺在床上,否则又会影响晚上的睡眠,可以适当进行运动锻炼。如果是偶尔一两次睡不着,并没有影响白天的正常生活,我们也不用太过焦虑,越害怕可能越难入睡,应该放平心态,试着按以上方法进行自我调整。如果经常睡不着并且已经影响了白天的正常生活,建议你去咨询专业医生,在医生指导下更合理地进行治疗。

第六节　睡觉越多越好

我们经常会听到这样一句话:多睡觉对身体好。到底睡多久才有益健康?很多人并不知道答案。随着越来越多的人被难入睡或早醒等睡眠问题困扰,不少人走入了一个误区,认为睡觉越多越好,所以刻意增加自己的睡眠时间,以求更加健康,这种做法是不对的。

凡事都有度,过犹不及。首先,睡得太多可能不但不利于健康,反而会起到反作用。一项关于睡眠时间与冠心病发病及死亡风险前瞻性研究的荟萃分析表明,睡眠时间与冠心病发病及死亡风险呈 U 形关系,每天睡眠时间<6.5 小时是冠心病的危险因素,睡眠时间>8.0 小时及 7.5 小时会增加冠心病发病及死亡风险。美国的研究人员对 9 万多名 50~79 岁的女性进行了长达 7 年半的调查后发现,每天睡眠时间超过 9 小时的人脑卒中的患病危险比睡 7 小时的人要增加 70%,睡眠时间长是脑卒中患病风险增加的独立危险因素。南京脑科医院的专家介绍,老年人的血液黏稠度比较高,如果睡眠时间过长,就会导致血液黏稠度增加,而血液黏稠度增加就容易诱发脑卒中等脑血管疾病。

其次,睡得久不代表睡得好,关键要看睡眠质量高不高。评价正常人健康的睡眠标准一般包括入睡比较容易、睡眠过程良好即中间不容易醒来、有足够的睡眠时间,还包括一些主观标准,如可以很轻松地起床,醒来后不会感觉头昏脑胀、浑身乏力。所以,我们可以回想一下,有时候自己睡得太多,是不是醒来后感觉头胀痛且浑身没劲儿?这就提醒我们要注意调整自己的睡眠时间了。那到底要睡多久呢?有专家建议每天标准睡眠时间是 7~8 小时,但是情况因人而异。我们也不必因为自己的睡眠时间比标准时间稍短或稍长而紧张、焦虑,可以根据第二天醒来后能够很轻松地起床、感觉精力充沛、白天基本可以集中注意力来确定自己的睡眠时间,但是不能熬夜,尽量在晚上 11:00 之前睡觉。

每天都是固定的 24 小时,一些睡得过多的人可能都是太晚起床的人,这样,你便错过了正常的吃饭时间,吃饭时间不固定,可能会引起消化功能紊乱;睡眠过长也会在一定程度上影响心脏的休息和运动,造成心功能异常、心脏耐受力下降,这时你仅是进行少量活动可能就会出现心悸、乏力。

适度、规律的作息有利于健康,睡眠时间过多、过少都不好,平时要形成相对固定的上床和起床时间,养成良好的睡眠习惯,学会使自己放松。

第七节　呼噜打得越响睡得越香

说起打鼾,也就是打呼噜,我们并不陌生,也许你或者你身边的人就是这其中的一员。不少人对打鼾不以为意,觉得打鼾很正常,甚至有人觉得呼噜打得越响睡得越香。实际上并非如此,打鼾也可能是疾病的表现,它的危害不容小觑。下面我们就来谈谈打鼾。

人为什么会打鼾? 当人睡着时,正常情况下喉部肌肉会放松,喉咙变窄,但人还可以继续平稳地吸气和呼气。一旦由于某种原因导致呼吸道变得更窄,使得经过呼吸道的气流变得不稳定,便会引起喉咙壁颤动而发出响声,即鼾声。

哪些原因造成了打鼾呢? 不知你是否注意到,肥胖的人似乎更容易打鼾,因为肥胖者上气道周围多余的脂肪堆积会减少呼吸道的宽度;随着年龄的增加,人的肌张力逐渐下降,咽喉壁的松弛导致组织塌陷,睡觉时容易引起打鼾;过度疲劳也可能导致打鼾,往往第二天疲劳缓解后晚上便不再打鼾;酒精和某些镇静催眠药物、肌肉松弛药等可导致喉部肌肉更加松弛,呼吸道变窄,从而引起打鼾;感冒、鼻炎、扁桃体肥大、腺体样肥大等疾病和先天性面部畸形、先天性气道发育异常等原因都可能导致上气道狭窄,从而使气流不畅而引起打鼾。

如果只是偶尔打鼾,并且鼾声很轻很均匀,第二天的生活也没有受到影响,这种情况一般问题不大。如果经常打鼾或常年打鼾,即使你目前并没有感觉到打鼾给自己带来太大危害,也应该给予重视。最好咨询一下专业医生,查明打鼾的严重程度,因为经常打鼾者可能患有心脏病、高血压等疾病,并且可能会发展为阻塞性睡眠呼吸暂停综合征。这时便不是单纯的打鼾了,而是真正成了一种疾病,严重时可危及生命。

如果鼾声如雷,像电锯或喇叭声一样大,并且一会儿打鼾,一会儿安静,然后便是使劲吸气或喘息的声音,这时就要高度警惕阻塞性睡眠呼吸暂停综合征。此病的主要表现就是响亮且不规则的鼾声、睡眠中发生呼吸暂停、白天困倦和注意力难以集中等,当晚上睡觉时呼吸越来越费力,缺氧和二氧化碳累积刺激大脑而使得入睡者醒来,大口喘气呼吸后又再次入睡。这一过程会反复出现,使得入睡者晚上频频醒来,晚上睡眠时间大大缩短,导致白天困倦,还有些患者醒来后难以再次入睡。由于很多人并不会意识到自己出现了呼吸暂停并且夜里多次醒来,所以这些人以为自己只是失眠了,这时服用镇静催眠药会变得更加危险,因为镇静催眠药会使喉部肌肉松弛并且使呼吸道变得更窄,加重打鼾,并且抑制苏醒。一旦呼吸暂停后没有及时醒来,危险可想而知。有研究表明,此病与 2 型糖尿病周围神经病变相关。也有研究表明合并此病可促进高血压患者心脏向心性肥大及心功能降低,随着阻塞性睡眠呼吸暂停综合征病情加重和病程延长,心脏改变显著。这种疾病的危害远不止这些,一定要及时去看医生,尽早治疗。

　　打鼾不容忽视。我们可以通过调整生活方式来尽量避免打鼾,比如选择侧卧入睡,不要仰卧入睡,尽量戒烟、戒酒,尤其睡前一定不要饮酒,尽量不服镇静催眠药和抗组胺药,以免加重打鼾。经常打鼾者,并且鼾声如雷,尤其是睡眠中出现了呼吸暂停者,白天困倦,难以集中注意力,要尽快去看医生,及时接受治疗。既为了自己能有一个健康的身体和睡眠,也为了家人能安静且安心地睡眠。

第八节　吃镇静催眠药会上瘾和变傻

　　是药三分毒,很多失眠患者正是因为担心药物的不良反应,害怕服用镇静催眠药后会上瘾、变傻,所以宁愿忍受失眠带来的痛苦,也不愿意吃药。实际上,只要在医生指导下服用镇静催眠药,并且严格按医嘱规律服药,一般没有太大的问题。

　　首先,要确定的是什么情况下要吃镇静催眠药。每个人都多多少少有过难以入睡的经历,可能是因为一些烦心事,也可能是为明天要做的事而焦虑等,并且失眠可能是原发性的,也可能是继发于某种疾病,所以应该先找到失眠的原因再治疗。如果只是偶尔的失眠,并且对白天的生活基本没有影响,这时便无须服用镇静催眠药。但如果你因重要的事难以入睡,而第二天又需要长时间保持注意力,那么可以在医生指导下适当服用短效镇静催眠药;如果你连续几天失眠,并且持续时间还不长,可以先自我调整,如调整心态,躺床上就不要想乱七八糟的事,放松心情,保持固定的上床和起床时间,不在床上进行与睡眠无关的活动(如玩手机等),尽量只在晚上睡觉,卧室光线调暗,睡前 2~3 小时避免剧烈运动等,也可以在医生指导下进行一些其他非药物治疗(如认知行为治疗、物理治疗等);如果是经常失眠,并且持续时间较长,自己因睡眠质量欠佳感到不满、焦虑,影响白天生活,白天难以集中注意力,这时可能就要在非药物治疗的基础上结合药物治疗了,服药前一定要先咨询医生。

　　其次,要确定的是怎么吃镇静催眠药。长期服药、超剂量服药容易产生药物成瘾,所以镇静催眠药一般是根据个人情况按需、间断、适量给药,疗程一般不超过4周,超过4周应每月评估,定时复查睡眠情况和相关身体指标,调整药物,合理停药。失眠有入睡困难、早醒、睡眠不足等不同表现,针对不同睡眠问题有不同药物。镇静催眠药包括短效、中效、长效药,它们有不同的服用时间和剂量,也有自己的禁忌证和注意事项,所以不可乱吃药,要在医生指导下选用针对自己症状的药物。

任何药物几乎都有不良反应,镇静催眠药也不例外。严重失眠患者需要结合药物治疗来快速改善睡眠状况,否则睡眠问题带来的其他不良后果可能比药物的不良反应更严重。在医生指导下规律服药,可以尽可能减少药物不良反应。

镇静催眠药不是不能吃,是不可乱吃。药物治疗有其原则,不要惧怕镇静催眠药,但也不可小看随便吃药的不良后果,更不能对镇静催眠药产生依赖心理。总之,如果要吃药,就要在医生的指导下选择合适的药物。

第九节　吃镇静催眠药后不能停药

药物都有不良反应,除了一些躯体疾病可能需要终身服药控制外,一般不建议长期服用镇静催眠药。还是那句老话:是药三分毒。关于服用时间等问题,一定要咨询医生,权衡利弊。

为什么不建议长期服用镇静催眠药?对于失眠问题,我们不能只靠药物来解决,还需要平时养成良好的睡眠习惯。例如,不在床上进行与睡眠无关的活动;睡不着时可以下床做一些简单的放松训练,然后等到有困意时再上床睡觉;尽量避免白天多次打盹;固定上床和起床时间等。而且,药物会改变正常的睡眠结构,并且随着用药时间的增加,你可能会对某些药物产生耐药性,也就是你需要服用更大的剂量才能达到与之前同样的效果,在某些情况下,可能加大剂量也没有效果。重要的是,如果一直靠药物来解决睡眠问题,时间长了,你便会产生依赖心理,坚信自己吃药才能睡好。由于长时间服药,如果某天晚上忘记服药而出现反弹性失眠,睡眠可能变得更差,这会使你变得焦虑并且更加离不开药物,即使你其实已经可以减药甚至慢慢停药。服药时间越长,不良反应也在累加,会在一定程度上危害健康。所以,医生要根据个人情况按需、间断、适量给予镇静催眠药,疗程一般不超过4周,超过4周应每月评估。

镇静催眠药一般不长期服用,但也不能说停就停,要定期复查,评定相关情况,在医生的指导下逐渐减量。突然停药,往往导致失眠反弹,尤其是在长期服用药物的情况下,突然停药使得某些患者的失眠恶化,情况甚至比服药前更严重,可能还会伴随肌肉紧张、坐立不安、烦躁易怒等症状,影响白天的正常生活。所以,切记不要突然停药,要在医生指导下,结合非药物治疗,逐渐减少用药剂量。

综上,镇静催眠药并非一直要吃,更不能突然停药。对于失眠问题,在进行药物治疗时,一定不能对药物产生依赖心理,要积极发挥自身作用,养成良好的睡眠习惯并且坚持下去。在服药的过程中,不能自己随意减药、停药,应该定期复查,不仅要在医生指导下规律服药,还要在医生指导下逐渐减药。

第十节　别人吃药效果好,我也吃他的药助眠

药物不是万能的,由于个体差异,或者失眠的表现不同等,对别人起效的药,不一定对你同样见效,并且药物也有其注意事项,你不能随便吃别人的药。

首先,失眠时一定要先找根源,确定自己是原发性失眠还是继发性失眠。如果是继发性失眠,例如,是因为无法忍受某种躯体疾病的疼痛而导致睡不着,这时往往缓解疼痛后睡眠问题也就随之解决了;还有一些精神科疾病,如抑郁症也可伴发睡眠问题。所以,失眠没那么简单。当你因睡眠问题而困扰时,一定要去咨询医生,进行针对性治疗。

其次,镇静催眠药里也有大学问。在用药之前,一定要先咨询医生,确定自己是否达到服用镇静催眠药的标准。失眠不是只有药物治疗,还有非药物治疗。同样是失眠,患者的表现不尽相同,如入睡困难、睡眠表浅、早醒等。所以吃药讲究对症,不同的药物有其适应证,如果你吃了别人的助眠药(镇静催眠药),可能不会有效,反而起到反作用。至于镇静催眠药怎么吃,也有说法。往往是在医生的指导下,根据个人情况,按需、间断、适量服药,疗程一般不超过4周,超过4周应动态评估,并且还要规律服药,不同的药物服用时间和剂量也有区别。

如果你在没有医生指导的前提下随便吃别人的药,可能会带来其他严重的后果。药物不仅有适应证,也有禁忌证。所谓禁忌证,是指某药物不适宜应用于某些疾病、情况或特定的人群。例如,有些药物是未成年人和孕妇禁用的。如果你患有基础疾病(如心脏病、糖尿病、高血压等),那么某些药物也会对你不适用。如果你贸然服药,可能会加重病情,而且药物本身也存在不良反应,加上多种疾病都会导致睡眠问题,所以在用药前和服药过程中必须做身体方面的检查,确定自己是否存在躯体疾病,更适合哪种药物,判断一些异常指标是服药前就存在还是服药后引起的。服药前、服药过程中都有其相关的必要流程,停药也不例外,突然停药往往会引起反弹性失眠,你可能会变得坐立不安、烦躁易怒,睡眠情况也变得更加糟糕,所以应在医生指导下逐渐减量。除此之外,服药也要考虑

药物之间的相互作用,因为你正在服用的其他药物与镇静催眠药之间可能存在相互减弱或加强疗效的作用,这对你的健康是非常不利的。还有药物的注意事项如不能饮酒等,这些都是服药时所要知道和了解的。

所以,吃药不是件简单的事,该不该吃药,吃什么药,怎么吃药,吃药时要注意什么,在吃药前都要考虑在内并且熟记于心。为了健康,为了更好地睡觉,切记不可随意吃别人的药,吃药前一定要先咨询医生,进行针对性治疗。

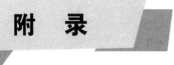

附 录

附录一　失眠严重程度指数量表(ISI)

指导语:对下面每个问题,圈出选定答案的相应数字。

1.描述您最近(例如,最近2周)失眠问题的严重程度					
	无	轻度	中度	重度	极重度
a.入睡困难	0分	1分	2分	3分	4分
b.睡眠维持困难	0分	1分	2分	3分	4分
c.早醒	0分	1分	2分	3分	4分
2.对您当前睡眠模式的满意度					
0分:很满意		1分:满意	2分:一般	3分:不满意	4分:很不满意
3.您认为您的睡眠问题在多大程度上干扰了您的日间功能(如日间疲劳、处理工作和日常事务的能力、注意力、记忆力、情绪等)					
0分:没有		1分:一点	2分:有些	3分:较多	4分:很多
4.与他人相比,您的失眠问题对您的生活质量有多大程度的影响或损害					
0分:没有		1分:一点	2分:有些	3分:较多	4分:很多
5.您对自己当前睡眠问题有多大程度的担忧/沮丧					
0分:没有		1分:一点	2分:有些	3分:较多	4分:很多

评分方法:所有7个条目(1a、1b、1c、2、3、4、5)评分相加即总分。总分为0～28分。0～7分表示无临床意义的失眠。8～14分表示亚临床失眠。15～21分表示临床失眠(中度)。22～28分表示临床失眠(重度)。

附录二　阿森斯失眠量表（AIS）

指导语:该量表是记录您自我评估的睡眠困难情况,请根据您在睡眠中体验到的困难,圈出下面符合您情况的选项,评估上个月的情况,至少每周出现3次才进行评分。

1.睡眠延迟(关灯后到入睡的时间)			
0分:没有问题	1分:轻微	2分:明显	3分:显著或基本没睡

2.夜间睡眠中断			
0分:没有问题	1分:轻微	2分:明显	3分:显著或基本没睡

3.早醒			
0分:没有问题	1分:轻微	2分:明显	3分:显著或基本没睡

4.总睡眠时间			
0分:没有问题	1分:轻微	2分:明显	3分:显著或基本没睡

5.对总体睡眠质量评价(不论睡眠时间长短)			
0分:没有问题	1分:轻微	2分:明显	3分:显著或基本没睡

6.对白天情绪的影响			
0分:没有问题	1分:轻微	2分:明显	3分:显著或基本没睡

7.对白天功能的影响(身体与心理)			
0分:没有问题	1分:轻微	2分:明显	3分:显著或基本没睡

8.白天睡意情况			
0分:没有问题	1分:轻微	2分:明显	3分:显著或基本没睡

评分方法:总分为0~24分,总分越高,表示睡眠质量越差。总分在0~3分表示无失眠,4~6分表示可疑失眠,>6分表示失眠,需要寻求治疗。

附录三　匹兹堡睡眠质量指数(PSQI)量表

下面是可能影响您睡眠的问题,请认真回答,谢谢!

您的工作性质:脑力/体力。

指导语:以下的问题仅与您过去1个月的睡眠习惯有关。您应该对过去1个月中多数白天和晚上的睡眠情况做精确的回答,要回答所有的问题。

1.过去1个月您通常上床睡觉的时间是 _____			
2.过去1个月您每晚通常要 _____(分钟)才能入睡			
3.过去1个月您每天早上通常 _____点起床			
4.过去1个月您每晚实际睡眠的时间是 _____(小时)			
5.过去1个月您是否因为右侧问题而经常睡眠不好	a.不能在30分钟内入睡		
	过去1个月没有	每周平均不足1个晚上	每周平均1个或2个晚上	每周平均3个或更多晚上
	b.在晚上睡眠中醒来或早醒		
	过去1个月没有	每周平均不足1个晚上	每周平均1个或2个晚上	每周平均3个或更多晚上
	c.晚上有无起床上洗手间		
	过去1个月没有	每周平均不足1个晚上	每周平均1个或2个晚上	每周平均3个或更多晚上
	d.不舒服的呼吸		
	过去1个月没有	每周平均不足1个晚上	每周平均1个或2个晚上	每周平均3个或更多晚上
	e.大声咳嗽或打鼾		
	过去1个月没有	每周平均不足1个晚上	每周平均1个或2个晚上	每周平均3个或更多晚上
	f.感到寒冷		
	过去1个月没有	每周平均不足1个晚上	每周平均1个或2个晚上	每周平均3个或更多晚上
	g.感到太热		
	过去1个月没有	每周平均不足1个晚上	每周平均1个或2个晚上	每周平均3个或更多晚上
	h.做不好的梦		
	过去1个月没有	每周平均不足1个晚上	每周平均1个或2个晚上	每周平均3个或更多晚上
	i.出现疼痛		
	过去1个月没有	每周平均不足1个晚上	每周平均1个或2个晚上	每周平均3个或更多晚上
	j.其他影响睡眠的事情,请描述: _____		
	过去1个月没有	每周平均不足1个晚上	每周平均1个或2个晚上	每周平均3个或更多晚上

6. 过去 1 个月,总的来说,您认为自己的睡眠质量	非常好	尚好	不好	非常差
7. 过去 1 个月您是否经常要服药才能入睡	过去 1 个月没有	每周平均不足 1 个晚上	每周平均 1 个或 2 个晚上	每周平均 3 个或更多晚上
8. 过去 1 个月您在开车、吃饭或参加社会活动时难以保持清醒状态吗	过去 1 个月没有	每周平均不足 1 个晚上	每周平均 1 个或 2 个晚上	每周平均 3 个或更多晚上
9. 过去 1 个月您在积极完成事情上是否有困难	没有困难	有一点困难	比较困难	非常困难
10. 您是否与人同睡一床(睡觉同伴,包括配偶)或有室友	没有与人同睡一床或有室友	同伴或室友在另外房间	与同伴在同一房间但不在同一床上	与同伴在同一床上

评分方法:将上述条目组成 7 个成分(A~G),每个成分按 0~3 分计分,各成分得分之和即 PSQI 总分。总分为 0~21 分,总分≥8 分者提示睡眠质量差,总分越高,表示睡眠质量越差。各成分含义和计分方法如下。

A. 睡眠质量:根据条目 6 的应答计分。"非常好"计 0 分,"尚好"计 1 分,"不好"计 2 分,"非常差"计 3 分。

B. 入睡时间:①根据条目 2 的应答计分。"≤15 分钟"计 0 分,"16~30 分钟"计 1 分,"31~60 分钟"计 2 分,"≥61 分钟"计 3 分。②根据条目 5a 的应答计分。"过去 1 个月没有"计 0 分,"每周平均不足 1 个晚上"计 1 分,"每周平均 1 个或 2 个晚上"计 2 分,"每周平均 3 个或更多晚上"计 3 分。③累加条目 2 和 5a 的积分,若累加分为"0 分"计 0 分,"1~2 分"计 1 分,"3~4 分"计 2 分,"5~6 分"计 3 分。

C. 睡眠时间:根据条目 4 的应答计分。">7 小时"计 0 分,"6~7 小时"计 1 分,"5~<6 小时"计 2 分,"<5 小时"计 3 分。

D. 睡眠效率:①床上时间=条目 3(起床时间)-条目 1(上床时间)。②睡眠效率=条目 4(睡眠时间)/床上时间×100%。睡眠效率≥85%计 0 分,75%~84%计 1 分,65%~74%计 2 分,<65%计 3 分。

E. 睡眠障碍:根据条目 5b 至 5j 的应答计分。"过去 1 个月没有"计 0 分,"每周平均不足 1 个晚上"计 1 分,"每周平均 1 个或 2 个晚上"计 2 分,"每周平均 3 个或更多晚上"

计3分。累加条目5b至5j的得分,若累加分为"0分",则成分E计0分,"1~9分"计1分,"10~18分"计2分,"19~27分"计3分。

　　F.催眠药物:根据条目7的应答计分。"过去1个月没有"计0分,"每周平均不足1个晚上"计1分,"每周平均1个或2个晚上"计2分,"每周平均3个或更多晚上"计3分。

　　G.日间功能障碍:①根据条目8的应答计分。"过去1个月没有"计0分,"每周平均不足1个晚上"计1分,"每周平均1个或2个晚上"计2分,"每周平均3个或更多晚上"计3分。②根据条目9的应答计分,"没有困难"计0分,"有一点困难"计1分,"比较困难"计2分,"非常困难"计3分。③累加条目8和9的得分,若累加分为"0分",则成分G计0分,"1~2分"计1分,"3~4分"计2分,"5~6分"计3分。

　　条目10只调查,不计分。

附录四　艾普沃斯嗜睡量表(ESS)

指导语:在下列情况下您打瞌睡(不仅仅是感到疲倦)的可能性如何？这是指您最近几个月的通常生活情况;假如您最近没有做过其中的某些事情,请试着填上它们可能会给您带来多大的影响。

情况	打瞌睡的可能/分			
坐着阅读书刊	0	1	2	3
看电视	0	1	2	3
在公共场所坐着不动(例如,在剧场或开会)	0	1	2	3
作为乘客在汽车中坐 1 小时,中间不休息	0	1	2	3
在环境许可时,下午躺下休息	0	1	2	3
坐下与人谈话	0	1	2	3
午餐时不喝酒,餐后安静地坐着	0	1	2	3
遇堵车时停车数分钟	0	1	2	3

评分方法:为表中列出的每种情况选出最适当的数字,从每行中选 1 个最符合您情况的数字,用"√"表示。0 分 = 从不打瞌睡;1 分 = 轻度可能打瞌睡;2 分 = 中度可能打瞌睡;3 分 = 很可能打瞌睡。各条目得分加在一起为总分。总分在 0~6 分通常为正常;7~10 分表示瞌睡;11~15 分表示过度瞌睡;大于或等于 16 分则表示存在危险性的瞌睡。

附录五　Flinders 疲劳量表(FFS)

指导语:请评估您过去 2 周的疲劳程度,而不是嗜睡感觉。请在最符合处打"√"。

1. 疲劳是困扰您的问题吗				
一点也不	轻度	中度	重度	极度
2. 疲劳会影响您的日常功能(如工作、家庭、社会)吗				
一点也不	轻度	中度	重度	极度
3. 疲劳会令您感到痛苦吗				
一点也不	轻度	中度	重度	极度
4. 您经常感到疲劳吗				
0 天/周	1~2 天/周	3~4 天/周	5~6 天/周	7 天/周
5. 您疲劳容易发生在什么时间(可多选)				
清晨	上午 10:00 左右	中午	下午 3:00 左右	下午的晚些时候
傍晚	深夜			
6. 您感到疲劳的严重程度如何				
一点也不	轻度	中度	重度	极度
7. 您认为睡眠不好对疲劳的影响程度如何				
一点也不	轻度	中度	重度	极度

评分方法:6 个问题(除问题 5 外)回答计分为 0~4 分 5 个等级,问题 5 测量 1 天中疲劳的时间,可多选。该问题的得分是受试者所回答的 1 天中所有时间的总和(问题 5 选 1 项得 1 分)。FFS 总分为所有单个项目得分的总和。总分为 0~31 分,分数越高表示疲劳程度越高。

附录六　打鼾结局调查表（SOS）

条目	评分					
	1分	2分	3分	4分	5分	6分
1.过去4周,据您所知,睡着后自己会打鼾吗	一直	大部分时间	有时	很少	从来不打	不知道
2.过去4周,您如何描述自己打鼾的情况或者别人是如何向您描述您打鼾的情况	不打	轻度	中度	重度	非常严重	不知道
3.您的鼾声会把自己从睡眠中吵醒和/或让自己在第二天感觉疲惫	非常正确	有些正确	不知道	错误	非常错误	—
4.过去4周,打鼾对您的正常睡眠和精力产生多大影响	根本没有影响	一点影响	中度影响	较多影响	极度影响	—
5.您打鼾是否打扰/妨碍您的配偶/床伴	极度影响（即使不睡在同一间房间）	较多影响	中度影响	一点影响	根本没有	—
6.与1年前相比,如何评价您现在打鼾的情况	比1年前明显减轻	比1年前减轻一些	与1年前差不多	比1年前加重一些	比1年前明显加重	—
7.您的配偶/床伴如何评价您的打鼾情况	非常吵	很吵	有一点吵	轻柔安静	一点也没有打鼾的情况	不知道
8.请描述您打鼾时的情况	我不打鼾	我几乎不打鼾	我只在某些姿势状态下打鼾	我大部分时间都在打鼾	我总是打鼾	—

评分方法:应用 Likert 式评分法对受试者的打鼾状况进行评估,得分越低表示打鼾后果越严重。

附录七 配偶/床伴调查表(SBPS)

条目	评分					
	1分	2分	3分	4分	5分	6分
1. 您如何描述您配偶/床伴的打鼾	非常吵	很吵	有一点吵	轻柔安静	一点也没有打鼾的情况	不知道
2. 过去4周,您如何描述您配偶/床伴的打鼾情况	没什么影响	轻度	中度	重度	非常严重	不知道
3. 过去4周,您的配偶/床伴打鼾的情况是否影响您或者使您感到困扰	非常大的影响(即使不睡在同一间房间)	较多影响	轻度影响	一点影响	根本没影响	不知道

评分方法:该表可以包括在附录六 SOS 中,从他人的角度评估打鼾者的打鼾习惯,得分越低表示打鼾后果越严重。

附录八　乌兰林纳发作性睡病量表(UNS)

1.当您大笑,愉快或者愤怒,或者处于兴奋状态时,下列症状是否会突然出现					
	从不	至今发生过 1~5次	每月1次	每周1次	每天1次或接近每天1次
双膝发软					
张口					
点头					
摔倒					
2.通常您晚上多久可以入睡	>40分钟	31~40分钟	21~30分钟	10~20分钟	<10分钟
3.您白天会睡觉吗(小睡)	不需要	我想睡,但是睡不着	每周2天或更少	每周3~5天	每天或几乎整天
4.您白天会无意识地突然睡着吗					
	从不	每月或更少	每周	每天	每天多次
阅读					
旅行					
站立					
吃饭					
其他不常见的情况					

　　评分方法:每个条目均针对1个发作性睡病的相关症状,受试者在0~4分的范围内选择评分,以表示这些症状的发生频率。量表的总分在0~44分,得分越高,表示患有发作性睡病的可能性越大。笔者认为将界值定为14分,敏感度和特异度最佳。

附录九　不宁腿综合征(RLS)量表

内容	是	否
腿部或手臂是否有不舒服或不愉快的感觉(如疼痛、瘙痒、烧灼感、疲劳、麻木、虫爬感等)		
腿部或手臂是否有强烈的想活动的欲望,以缓解不适感(如行走、踢腿、按摩等),或无不适感,仅仅有想活动的欲望		
该症状是否仅在休息、安静或睡觉时发生,活动后可以部分或完全缓解		
该症状是否在傍晚或夜间加重,或是只发生在晚上		

评分方法:此量表基于 IRLSSG 制定的一个由 4 个症状组成的最低诊断标准。如有上述症状,请及时咨询专业医务工作者。

不宁腿综合征按病情的严重程度不同分为轻度、中度、重度。①轻度:偶尔周期性发作,轻微影响患者入睡,但不会引起明显的困扰。②中度:1 周内发作不超过 2 次,中度干扰夜间的睡眠,轻微影响白天的功能。③重度:1 周内发作 3 次或超过 3 次,严重干扰夜间的睡眠,明显影响白天的功能。

附录十　清晨型-夜晚型量表(MEQ)

指导语:①请在回答问题前仔细阅读每一问题;②请认真回答所有问题,既不要有遗漏,也不要重复答题;③请按照题目的先后顺序答题;④每个问题都是相互独立的,不要从头检查您的答案;⑤所有问题都有一组答案,对于每项问题,只选 1 个答案,有些问题需要您填写 1 个最符合您真实情况的时间或时间范围,请用 24 小时制方法表达;⑥请按您最真实的情况回答每个问题,您的回答应保证绝对真实。

1. 根据您自己的感觉,如果完全由您自己安排您的 1 天,您将何时起床				
(5分)05:00—06:30	(4分)06:30—07:45	(3分)07:45—09:45	(2分)09:45—11:00	(1分)11:00—12:00

2. 根据您自己的感觉,如果完全由您自己安排您的 1 天,您将何时睡觉				
(5分)20:00—21:00	(4分)21:00—22:15	(3分)22:15—00:30	(2分)00:30—01:45	(1分)01:45—03:00

3. 如果第二天早上某特定时间要做某事,您在多大程度上需要依靠闹钟将您叫醒			
(4分)根本不需要	(3分)轻度依赖	(2分)比较依赖	(1分)非常依赖

4. 假如有适宜的环境条件,您清晨起床是否容易			
(1分)一点也不容易	(2分)不太容易	(3分)比较容易	(4分)非常容易

5. 早晨醒后的半小时内,您觉得您有多清醒			
(1分)一点也不清醒	(2分)轻度清醒	(3分)比较清醒	(4分)非常清醒

6. 早晨清醒后半小时内,您的食欲如何			
(1分)一点也不好	(2分)比较差	(3分)比较好	(4分)非常好

7. 早晨清醒后半小时内,您感觉有多疲劳			
(1分)非常疲劳	(2分)比较疲劳	(3分)比较清爽	(4分)非常清爽

8. 如果第二天没有什么特殊事情,与平时相比,您会何时上床睡觉			
(4分)很少或从不推迟	(3分)推迟不足 1 小时	(2分)推迟 1~2 小时	(1分)推迟 2 小时以上

9. 假设您决定进行体育锻炼,朋友建议您 1 周做 2 次,每次 1 小时,而且最好的时间段是 07:00—08:00。按照您自己的生活习惯,这样的时间安排,您执行起来觉得如何			
(4分)很好执行	(3分)较好执行	(2分)难以执行	(1分)非常难以执行

10. 晚上您什么时间感觉到疲劳,且需要睡觉				
(5分)20:00—21:00	(4分)21:00—22:15	(3分)22:15—00:45	(2分)00:45—02:00	(1分)02:00—03:00

11. 您希望在状态最佳时进行难度很大且持续 2 小时的测试。如果完全由您自己安排时间,这个测试您将何时进行			
(6分)08:00—10:00	(4分)11:00—13:00	(2分)15:00—17:00	(0分)19:00—21:00

12. 如果您在 23:00 上床睡觉,在这个时间您疲劳的程度是多少			
(0 分)一点也不疲劳	(2 分)轻度疲劳	(3 分)比较疲劳	(5 分)非常疲劳

13. 因为某种原因,您比平时推迟了几小时上床睡觉,但是您没有必要在第二天某个特定时间起床,您将			
(4 分)和平常一样的时间起床,且不会再睡	(3 分)和平常一样的时间起床,然后小睡	(2 分)和平常一样的时间起床,然后再睡	(1 分)比平常晚一些起床

14. 某天夜里因为值夜班,您在 04:00—06:00 必须保持清醒,第二天您没有特殊的事情要做,下列情景您最有可能选择			
(1 分)直到 06:00 才去睡觉	(2 分)04:00 之前小睡,06:00 以后再睡	(3 分)04:00 之前睡觉,06:00 以后小睡	(4 分)只在 04:00 之前睡觉

15. 假如您必须做 2 小时的体力活动,如果您能完全自由地计划白天的时间,且仅需考虑您自己的生活习惯,您会选择下列哪个时间段			
(4 分)08:00—10:00	(3 分)11:00—13:00	(2 分)15:00—17:00	(1 分)19:00—21:00

16. 您决定进行体育锻炼,1 个朋友建议您在 22:00—23:00 进行,2 次/周,如果仅需考虑您自己的生活习惯,这样的时间,您执行起来觉得			
(1 分)很好执行	(2 分)较好执行	(3 分)难以执行	(4 分)非常难以执行

17. 假定您可以选择工作时间,但是 1 天必须工作 5 小时(包括中间的休息),您将选择哪个时间开始连续工作 5 小时				
(5 分)从 04:00—08:00 开始	(4 分)从 08:00—10:00 开始	(3 分)从 10:00—14:00 开始	(2 分)从 14:00—17:00 开始	(1 分)从 17:00—次日 04:00 开始

18. 1 天当中您觉得何时状态最佳(请写具体时间)				
(5 分)05:00—08:00	(4 分)08:00—10:00	(3 分)10:00—17:00	(2 分)17:00—22:00	(1 分)22:00—次日 05:00

19. 人可分为"清晨型"和"夜晚型",您认为您属于哪种类型			
(6 分)绝对的"清晨型"	(4 分)"清晨型"多过"夜晚型"	(2 分)"夜晚型"多过"清晨型"	(0 分)绝对的"夜晚型"

评分方法:量表的每个条目评分范围为 1~5 分、0~6 分、0~5 分或 1~4 分。把每个条目得分相加获得总分,总分为 16~86 分。5 个类型的总分划界范围如下:绝对清晨型(70~86 分),中度清晨型(59~69 分),既不是清晨型也不是夜晚型(42~58 分),中度夜晚型(31~41 分),绝对夜晚型(16~30 分)。然而,人们发现这些划界点在澳大利亚的学生群体中识别绝对清晨型的效力小,研究者 Neubauer 建议对于特定的地区,该量表可能需要调整,以适应该地区昼夜节律的不同。

中文版的 MEQ 已经将相应的条目做了调整。对于中国香港人群,划界范围为:绝对清晨型,70~86分;中度清晨型,63~69分;中间型,50~62分;中度夜晚型,43~49分;绝对夜晚型,16~42分。对于中国大陆人群,划界范围为:绝对清晨型,70~86分;中度清晨型,65~69分;中间型,53~64分;中度夜晚型,47~52分;绝对夜晚型,14~46分。

附录十一　快速眼动睡眠行为障碍筛查量表(RBDSQ)

指导语:请根据您的自身情况作答。

条目		是/不是
1. 我有时会做非常生活的梦		
2. 我的梦境比较暴力或非常令人激动		
3. 我的梦境与我夜间发生的行为相关		
4. 睡眠中我知道我的手脚在动		
5. 我曾经伤害或几乎伤害到我自己或我的床伴		
6. 在做梦时我会出现右侧情况	6.1 说话、尖叫或大笑	
	6.2 突然挥舞手脚,做打斗样	
	6.3 做出某种手势或复杂动作,如挥舞双手、驱赶蚊虫甚至掉下床	
	6.4 将床旁的东西打落,如床头灯、书或眼镜	
7. 我的动作会弄醒自己		
8. 醒后,我对自己的梦境记忆深刻		
9. 我睡眠连续性很差		
10. 我有神经系统疾病(如脑卒中、帕金森病、发作性睡病等)		

　　评分方法:共10个问题,其中问题6有4个小问题,选"是"得1分,选"不是"得0分,总分为所有问题得分之和,总分最高13分。以5分为界值,此量表适合人群进行快速眼动睡眠行为障碍筛查,评分与病程长短、发作频率无关。

附录十二 妇女健康倡议失眠评定量表(WHIIRS)

指导语:下列问题询问您的睡眠习惯,请您对下面的每个问题标出1个答案,选出过去4周最符合您睡眠情况的选项。

条目	评分				
	0分	1分	2分	3分	4分
1.您有入睡困难吗	从不	<1次/周	1~2次/周	3~4次/周	≥5次/周
2.您一夜醒来几次	从不	<1次/周	1~2次/周	3~4次/周	≥5次/周
3.比您计划的时间早醒吗	从不	<1次/周	1~2次/周	3~4次/周	≥5次/周
4.您早醒后难以再次入睡吗	从不	<1次/周	1~2次/周	3~4次/周	≥5次/周
5.总的来讲,过去4周,您通常晚上睡眠	质量非常好	质量好	一般	睡眠不宁	睡眠非常不宁

目的:WHIIRS是1个简短的、5个条目评估失眠症状的量表,作为大型研究调查的一部分内容,该量表用于评估女性的睡眠质量和她们发生的某种睡眠障碍的频度,既可应用于研究,也可应用于临床。

测试人群:50~70岁的女性。

评估方式:自评、笔答,完成需要3~5分钟。

评分方法:条目1~4采用Likert式5级评分法进行评分,受试者根据自己过去4周内症状发生的频率作答(0分表示该症状从不出现;4分表示该症状1周内至少发生5次),分数越高,说明发生频度越高。条目5要求受试者评价自己通常的睡眠质量。该量表总分在0~20分,虽然没有推荐划界分,但Levine及其同事建议0.5分作为平均分的标准差,在两个治疗组间区分可能的显著不同。

附录十三　青少年睡眠觉醒量表(ASWS)

维度	评分					
就寝	1. 到了上床的时间,我想熬夜做其他事情(如看电视、玩游戏、打电话)					
	1分:总是	2分:经常,但不总是	3分:常常	4分:有时	5分:偶尔	6分:从不
	2. 我在睡眠时间让自己上床睡觉有困难					
	1分:总是	2分:经常,但不总是	3分:常常	4分:有时	5分:偶尔	6分:从不
	3. 我能准时上床睡眠					
	1分:总是	2分:经常,但不总是	3分:常常	4分:有时	5分:偶尔	6分:从不
	4. 我享受睡眠时间					
	1分:总是	2分:经常,但不总是	3分:常常	4分:有时	5分:偶尔	6分:从不
	5. 我试着推迟睡眠时间					
	1分:总是	2分:经常,但不总是	3分:常常	4分:有时	5分:偶尔	6分:从不
入睡	6. 到了该睡觉的时间(关灯),我难以动身去睡觉					
	1分:总是	2分:经常,但不总是	3分:常常	4分:有时	5分:偶尔	6分:从不
	7. 到了该睡觉的时间(关灯),我感觉困倦					
	1分:总是	2分:经常,但不总是	3分:常常	4分:有时	5分:偶尔	6分:从不
	8. 到了该睡觉的时间(关灯),我躺下后会起床,到卧室外面					
	1分:总是	2分:经常,但不总是	3分:常常	4分:有时	5分:偶尔	6分:从不
	9. 我入睡困难					
	1分:总是	2分:经常,但不总是	3分:常常	4分:有时	5分:偶尔	6分:从不
	10. 我需要帮助才能睡着(如听音乐、看电视、服药或者有他人陪我睡)					
	1分:总是	2分:经常,但不总是	3分:常常	4分:有时	5分:偶尔	6分:从不
	11. 我很快就可以入睡					
	1分:总是	2分:经常,但不总是	3分:常常	4分:有时	5分:偶尔	6分:从不

维度	评分					
睡眠维持	12. 晚上我在床上辗转反侧					
	1分:总是	2分:经常,但不总是	3分:常常	4分:有时	5分:偶尔	6分:从不
	13. 晚上我感到不安					
	1分:总是	2分:经常,但不总是	3分:常常	4分:有时	5分:偶尔	6分:从不
	14. 晚上睡眠中,我有呻吟、抽搐和说梦话的行为					
	1分:总是	2分:经常,但不总是	3分:常常	4分:有时	5分:偶尔	6分:从不
	15. 晚上睡眠中,我有踢腿或腿部痉挛的情况					
	1分:总是	2分:经常,但不总是	3分:常常	4分:有时	5分:偶尔	6分:从不
	16. 晚上睡觉中,我醒来1次以上					
	1分:总是	2分:经常,但不总是	3分:常常	4分:有时	5分:偶尔	6分:从不
	17. 我晚上睡得很香					
	1分:总是	2分:经常,但不总是	3分:常常	4分:有时	5分:偶尔	6分:从不
醒后再睡	18. 晚上醒来后,再入睡困难					
	1分:总是	2分:经常,但不总是	3分:常常	4分:有时	5分:偶尔	6分:从不
	19. 晚上醒来后,我感到不舒服					
	1分:总是	2分:经常,但不总是	3分:常常	4分:有时	5分:偶尔	6分:从不
	20. 晚上醒来后,我会叫醒其他家庭成员					
	1分:总是	2分:经常,但不总是	3分:常常	4分:有时	5分:偶尔	6分:从不
	21. 晚上醒来后,我需要帮助才能回去再睡(如看电视、阅读、他人陪伴)					
	1分:总是	2分:经常,但不总是	3分:常常	4分:有时	5分:偶尔	6分:从不
	22. 晚上醒来后,我感到恐惧					
	1分:总是	2分:经常,但不总是	3分:常常	4分:有时	5分:偶尔	6分:从不
	23. 晚上醒来后,我翻个身后继续入睡					
	1分:总是	2分:经常,但不总是	3分:常常	4分:有时	5分:偶尔	6分:从不

维度	评分					
清晨醒来	24. 早上,我醒来而且准备好起床					
	1分:总是	2分:经常,但不总是	3分:常常	4分:有时	5分:偶尔	6分:从不
	25. 早上,我醒后感到恢复了精力和清醒					
	1分:总是	2分:经常,但不总是	3分:常常	4分:有时	5分:偶尔	6分:从不
	26. 早上,我醒后并不清醒					
	1分:总是	2分:经常,但不总是	3分:常常	4分:有时	5分:偶尔	6分:从不
	27. 我早上需要帮助才能醒来(如闹钟或他人叫醒)					
	1分:总是	2分:经常,但不总是	3分:常常	4分:有时	5分:偶尔	6分:从不
	28. 我早上起床有困难					
	1分:总是	2分:经常,但不总是	3分:常常	4分:有时	5分:偶尔	6分:从不

目的:LeBourgeois 和同事将儿童睡眠觉醒量表进行修订,形成了适合青少年应用的版本。量表是评估青少年在以下 5 个维度的睡眠质量:就寝、入睡、睡眠维持、醒后再睡及清晨醒来。应用 Likert 式评分法请受试者回答最近 1 个月来出现某种睡眠行为的频率。

测试人群:12~18 岁的青少年。

评估方式:28 道题都是采用自评、笔答的方式,测试需要 10~15 分钟。

评分方法:计算出每个维度的平均分,反映受试者在 5 个维度睡眠行为的情况。计算 5 个维度的总分并求平均值,获得的分数代表睡眠质量相关的整体得分。LeBourgeois 和他的同事对测试结果的解释很少,只提到分数越高,睡眠质量越好。如果不同受试者间进行评分比较或者多次临床访视点间进行评分比较,工具可能就更有价值了。

附录十四　卡罗林斯卡嗜睡量表(KSS)

条目	评分/分
1. 极度警觉	1
2. 非常警觉	2
3. 警觉	3
4. 有点警觉	4
5. 既不警觉也不嗜睡	5
6. 有一些嗜睡的征象	6
7. 嗜睡,但是还可以保持清醒	7
8. 嗜睡,需要努力才能保持清醒	8
9. 非常嗜睡,需要十分努力才能保持清醒,尽力克服不睡着	9
10. 极度嗜睡,不能保持清醒	10

目的:该量表评估1天中特定时间的主观嗜睡程度。根据量表的选项,受试者选择哪个水平最能反映他们在过去10分钟内的心理-生理状态。KSS用于评估情境嗜睡程度,可以敏感地反映嗜睡程度的波动性。

测试人群:该量表已经应用于倒班工作者、时差综合征患者的驾驶能力、注意力和行为表现研究中,在临床工作中也有应用,男性和女性均可使用。该量表有助于评估环境因素、昼夜节律和药物效应对受试者的影响。由于KSS不是1个测量嗜睡"特质"的指标,因此在临床中应用并不广泛。

评分方法:原量表有9个条目,条目1~9分别对应1~9分。修订后的KSS量表还包括另一个条目,即"极度嗜睡,不能保持清醒"。较长时间的清醒后,KSS的分数会增高,并且与1天中进行评定的时间高度相关。

参考文献

[1]邱保国,杜文森,邱彤.一本书读懂失眠[M].郑州:中原出版传媒集团,中原农民出版社,2013.

[2]EPSTEIN L G,MARDON S.如何睡个好觉:哈佛医学院睡眠指导书[M].杜芯宁,译.北京:中国纺织出版社有限公司,机械工业出版社,2019.

[3]孙伟.失眠疗愈[M].西安:世界图书出版公司,2018.

[4]郝伟,陆林.精神病学[M].8版.北京:人民卫生出版社,2018.

[5]陆林.沈渔邨精神病学[M].6版.北京:人民卫生出版社,2018.

[6]陆林,王雪芹,唐向东.睡眠与睡眠障碍相关量表[M].北京:人民卫生出版社,2016.

[7]王旭光,宋艳.失眠认知行为疗法对孕产妇睡眠质量影响的 Meta 分析[J].中国实用护理杂志,2022,38(23):1831-1836.

[8]邓方仪,唐瑞,张丽清,等.成人失眠障碍的临床亚型及其临床意义[J].中国全科医学,2022,25(14):1667-1673.

[9]卢静芳,李静茹,葛方梅,等.患者视角下影响失眠认知行为治疗的治疗双方因素[J].中华精神科杂志,2023,56(6):445-452.

[10]何静漪,王芳,税晓玲,等.非药物干预改善围绝经期失眠症状疗效的网状 Meta 分析[J].中国全科医学,2023,26(31):3963-3974.